Karen-Susan Fessel
Mit Fotos von Werner Krüper

Paare mit Paketen

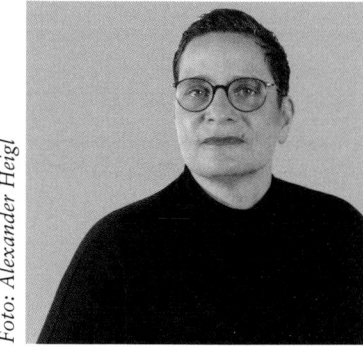
Foto: Alexander Heigl

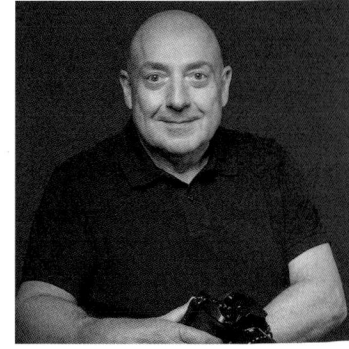
Foto: Susanne Güttler

Karen-Susan Fessel
ist Schriftstellerin und lebt und arbeitet in Berlin. Seit 1994 sind mehr als vierzig Romane und Erzählungen für Kinder, Erwachsene und Jugendliche erschienen, die teils mehrfach ausgezeichnet und übersetzt wurden. 2020 wurde ihr für ihr literarisches Schaffen und soziales Engagement das Bundesverdienstkreuz verliehen.

Werner Krüper
absolvierte eine Ausbildung zum Krankenpfleger und arbeitet als freier Fotograf für Institutionen und Medien im sozialen Bereich.

Karen-Susan Fessel
Mit Fotos von Werner Krüper

Paare mit Paketen

Psychische Erkrankungen
gemeinsam meistern

BALANCE **erfahrungen**

Vorwort 6

»Seither ist mein Leben sehr viel besser«
Benjamin Maack und Friederike Trudzinski 8

»Heimat ist, wo Ivo ist«
Sarah Stermann und Ivo Neunaber 22

»Die Erkrankung macht ja nicht den ganzen Menschen aus«
Ute und Sandra Hoppe 36

»Ich würde mir für meinen Mann drei Beine abhacken«
Andrea und Frank Herpich 52

»Wir gehören einfach zusammen!«
Martina und Lutz Bollenbach 68

»Ich habe gelernt, mich selbst zu stoppen«
Sandra Rummler und Renate Försterling 84

»Er ist wie mein zweites Ich«
Maria G. und Jan B. 94

»Anja ist für mich eine Bank, auf die ich mich verlassen kann«
Heiko und Anja Paschen 106

»Wir ergänzen uns sehr gut«
Claudia und Julia Ueckermann 118

»Sie hat mir das Leben gerettet«
Marlene E. und Steffen T. 130

»Solch ein Glück!«
Oliver Sechting und Rosa von Praunheim 140

Nachwort 153

Vorwort

Meine erste bewusste Berührung mit einem psychisch erkrankten Menschen hatte ich im Alter von 18 Jahren. Gerade frisch nach Berlin gezogen, rief mich eines Nachts eine Freundin zu Hilfe, deren neuer Lebensgefährte offenbar einen psychotischen Schub erlitten hatte und völlig außer sich geraten war. Ich sah seine heillose Verzweiflung, erlebte ihre große Angst um sich und um ihn und fühlte mit beiden mit.

Diesen beiden ist es damals nicht gelungen, ihre Beziehung auf stabile Beine zu stellen. Und ich habe mich seitdem immer wieder mit der Frage beschäftigt, wie genau das gelingen kann: eine gute Beziehung zu führen, wenn einer oder beide Partner psychisch erkrankt sind.

Dass ein großer Teil der Gesellschaft der Überzeugung ist, das sei im Grunde nicht möglich und man solle lieber sofort die Reißleine ziehen, hat mich früher wie heute berührt. Psychisch erkrankten Menschen, aber auch deren Partnerinnen und Partnern wird mit großem Misstrauen, mit Ablehnung und auch Angst begegnet. Die Vorurteile sind immens und vielfältig.

Umso erfreuter war ich, als seitens des Verlages die Idee für dieses Buch an mich herangetragen wurde. Ich bin der vielleicht idealistischen, aber festen Überzeugung, dass wir nur das ablehnen, was uns fremd ist. Und alles, was wir kennenlernen, sei es durch direkte Begegnungen oder aber durch Bücher, das wird uns weniger fremd.

Deshalb hoffe ich – gemeinsam mit allen an diesem Buch Beteiligten –, dass die in diesem Band enthaltenen Reportagen und fotografischen Porträts dazu beitragen, die Stigmatisierung von psychisch Erkrankten abzubauen und Verständnis und Mitgefühl zu wecken. Aber auch Bewunderung – denn ich finde, dass viele der Porträtierten eine große Leistung vollbringen, indem sie dazu beitragen, dass sie als Paar und damit wir als Gesellschaft in Vielfalt friedlich und respektvoll miteinander leben.

Über die große Resonanz auf den Aufruf, sich für dieses Buch zu melden, waren der Verlag und ich erstaunt und erfreut. Die Auswahl aus den über fünfzig Zuschriften aus Deutschland, Österreich und der Schweiz zu treffen, fiel uns nicht leicht. Liebend gern hätte ich alle Interessierten interviewt, jede einzelne Geschichte wäre es wert gewesen. Aber leider mussten wir uns auf elf Paare beschränken und konnten dabei die Paare aus Österreich und der Schweiz nicht berücksichtigen – die Corona-Pandemie machte uns, vor allem dem Fotografen Werner Krüper, einen Strich durch die Reisepläne.

Einige Paare habe ich dann auch notgedrungen per Videokonferenz interviewen müssen, was für mein Gefühl dann doch erstaunlich gut funktionierte.

Ich danke allen beteiligten Paaren ganz herzlich für ihre Bereitschaft, sich mir und meinen Fragen zu öffnen, für ihr Vertrauen und ihre Offenheit. Für mich persönlich ist dieses Buch eine meiner wichtigsten Arbeiten und eine große Freude.

Karen-Susan Fessel

»Seither ist mein Leben sehr viel besser«

Benjamin Maack und Friederike Trudzinski

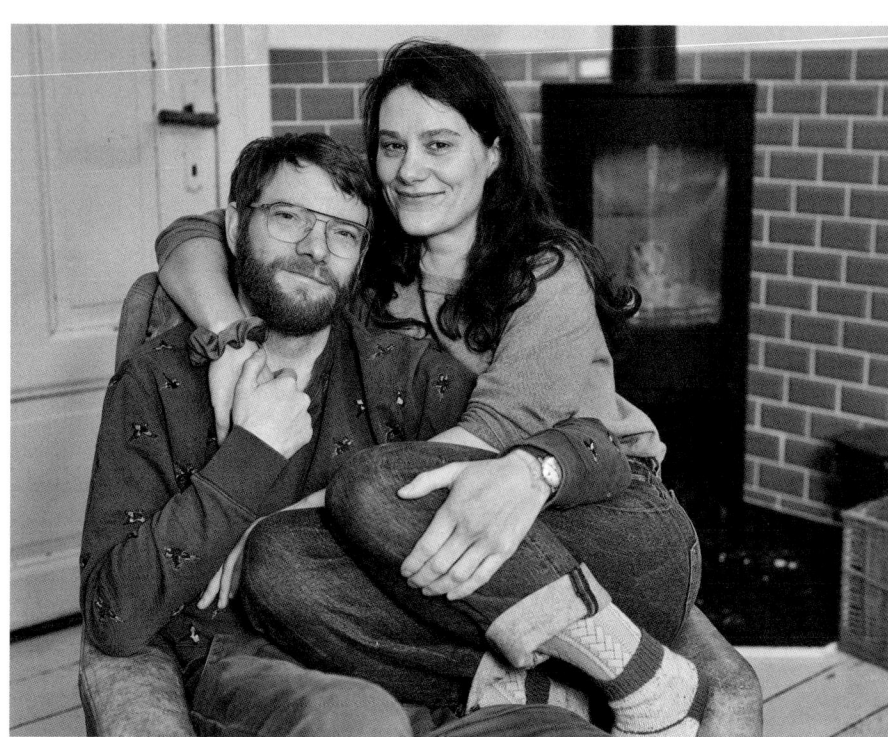

Benjamin Maack *(42), Journalist und Autor, arbeitete als Ressortleiter bei einem großen deutschen Nachrichtenmagazin, bis er vor knapp acht Jahren einen Zusammenbruch erlitt. Während eines mehrmonatigen Klinikaufenthalts wurde bei ihm eine Depression diagnostiziert, mit der er mittlerweile recht gut umzugehen gelernt und die er in seinem aktuellen Roman »Wenn das noch geht, kann es nicht so schlimm sein« verarbeitet hat.* **Friederike Trudzinski** *(38) war nach ihrem Germanistikstudium als Dramaturgin tätig und arbeitet heute als Ressortleiterin bei einer Frauenzeitschrift. Benjamin und Friederike sind seit 2008 verheiratet und leben mit ihren beiden Söhnen in Hamburg-Harburg.*

Aus dem Erdgeschoss sind Kinderstimmen zu hören, dann fröhliches Lachen, gefolgt von einem Kreischen. Benjamin und Friederike sehen sich mit hochgezogenen Augenbrauen an, schließlich springt Friederike auf. »Ich gucke mal schnell nach, ob die Kinder sich schon zerfleischen!« Benjamin lächelt. Kurz darauf kommt der jüngere Sohn die Treppe hinaufgerannt, stürmt ins Zimmer und hopst seinem Vater auf den Schoß. Zufrieden schmiegt er sich an ihn. Benjamin legt die Arme um den Vierjährigen und sieht nicht minder zufrieden aus – dass er sein Dasein als Vater liebt, ist dem 42-Jährigen deutlich ins Gesicht geschrieben. Und dass er das Zusammensein mit seinen Kindern genießt, umso mehr.

Dabei sah das vor gut acht Jahren noch ganz anders aus. »Ich kann mich an viele Abende erinnern, an denen ich mich in den Schlaf geweint habe«, sagt Benjamin. »Abende, an denen ich neben dem Babybett auf dem Boden lag, während Friederike den Kleinen ins Bett brachte – und mir die Tränen nur so aus den Augen liefen.«

Der »Kleine«, das ist der ältere, 2012 geborene Sohn. »Benjamin war total verknallt in das Baby«, erklärt Friederike und setzt sich wieder neben ihren Mann. »Aber er konnte es einfach nicht genießen.« So, wie der junge Vater auch andere Dinge, um die ihn manch einer beneiden würde, nicht genießen konnte. Mit 26 Jahren veröffentlichte er seinen ersten Gedichtband, gefolgt von drei weiteren Büchern, die durchweg gut besprochen wurden. 2013 wurde er zum renommierten Ingeborg-Bachmann-Wettbewerb eingeladen, erhielt mehrere Literaturpreise und nahm an Lesungen teil. Zugleich stieg er weiter die Karriereleiter hinauf.

Seine Schullaufbahn war nicht unbedingt in geraden Bahnen verlaufen, in der zehnten Klasse wechselte er vom Gymnasium auf die Realschule, absolvierte dann auf einer berufsbildenden Schule das Abitur und danach mehrere Praktika bei Zeitungen, bis er ein Volontariat bekam, das er wiederum für den ersten Job als Redakteur abbrach. Über Umwege und ein angefangenes Studium landete er schließlich bei einem großen Nachrichtenmagazin und arbeitete sich dort zügig hoch. Nebenbei organisierte er Veranstaltungsreihen, initiierte ein Kassettenlabel und stürzte sich in immer neue Projekte.

Mit 34 Jahren war Benjamin ein erfolgreicher Autor, namhafter Journalist, verheiratet mit seiner großen Liebe und frischgebackener Familienvater. Von außen betrachtet, schien alles in bester Ordnung. Aber Benjamin gelang es weder, sich zu entspannen, noch, sich über seine Erfolge zu freuen: »Das Schlimme waren die Momente, in denen ich nichts zu tun hatte und alles erledigt war – da hatte ich dann immer so ein unangenehmes, bedrohliches Rauschen im Kopf. Und das Bild, dass sich hinter mir eine Welle der nicht erledigten oder nicht gut gemachten Sachen auftürmt, die irgendwann über mir zusammenschlägt. Ich habe immer gedacht, dass man das Leben, so sehr es geht, mit Dingen füllen muss, die man schafft, bevor man stirbt. Das war mein Antrieb.«

»Ich hab manchmal gedacht: Jetzt freu dich doch mal!«

Seine innere Unruhe wuchs beständig an, äußerte sich nach und nach auch in körperlichen Beschwerden. Benjamin litt vermehrt unter Kopf- und Rückenschmerzen und unter extremer Anspannung, die sich zusehends verstärkte. Die Arbeitsbelastung nach seiner Beförderung zum Ressortleiter nahm weiter zu, zeitweilig ging der junge Vater schon morgens um fünf Uhr ins Büro, um in Ruhe schreiben zu können, und kam völlig erschöpft erst gegen Abend zurück – zu erschöpft manchmal, um auch nur das Baby ins Bett zu bringen. Das übernahm dann Friederike, die kurz vor der Geburt des Sohnes wiederum einen neuen Job bekommen hatte, der sie ungemein forderte. Ihre karge Freizeit verbrachte sie mit dem Kind und Freundinnen, ihren Mann bekam sie kaum zu Gesicht, und wenn, dann in desolatem Zustand. »Wir waren beide ständig k.o.«, sagt Friederike.

Benjamin fügt hinzu: »Manchmal denke ich: Wenn wir nicht so kaputt gewesen wären, hätten wir uns bestimmt getrennt.«

Friederike registrierte sehr genau, dass mit Benjamin etwas nicht stimmte. Aber mehr noch machte ihr fast die ungeliebte klassische Rollenverteilung zu schaffen, der sie nie hatte entsprechen wollen. Doch jetzt sah es ganz danach aus, dass sie in genau dieses Schema hineinfielen. »Der gefürchtete Klassiker«, erklärt sie mit einem schiefen Lächeln. »Die Frau geht arbeiten, macht Haushalt und Kind, und der Mann ist nicht zu Hause, weil er außerhalb arbeitet.« Die Streitereien zwischen den beiden nahmen zu, weil Friederike immer mehr das Gefühl hatte, in die Rolle einer sogenannten »guten Mutter« gedrängt zu werden, da der Vater von seinem Job so kaputt ist. Sie schüttelt den Kopf bei der Erinnerung: »Er hat total viel gemacht, immer noch neue Dinge.

Ich hab manchmal gedacht: Jetzt freu dich doch mal, wenn du was erreicht hast, anstatt dich in eine Situation zu bringen, in der du eine Sache fertig hast, eine Sache halbfertig und drei neue in der Pipeline!«

Doch Benjamin gelang es nicht mehr, gegenzusteuern. Die Unfähigkeit, etwas Erreichtes oder auch nur Schönes zu genießen, die andauernde Rastlosigkeit, das ständig nagende Gefühl, nicht genug geleistet zu haben – diese Faktoren bildeten, so lässt es sich heute im Rückblick sehen, die Bausteine jenes instabilen Gerüstes, auf dem Benjamin seit Jahren entlangbalancierte, bis es schließlich unter ihm zusammenbrach und ihn in den Abgrund riss.

An einem seiner wenigen freien Tage hatte Benjamin eigentlich nur vor, einzukaufen, die Küche aufzuräumen und den Eineinhalbjährigen vom Kindergarten abzuholen. Der erste Punkt gelang auch mühelos, Benjamin nahm beim Einkaufen noch eine Flasche guten Weines mit. Doch dann öffnete er sie zu Hause und trank sie komplett aus. »Ich war sofort sehr betrunken«, schildert er die entscheidende Situation, »und rief eine Freundin an, damit sie das Kind abholte, und dann eine andere Freundin, damit sie mich mit zu sich nahm. Der Kleine sollte mich so nicht sehen.« In der Wohnung der Freundin brach Benjamin weinend zusammen, erholte sich, zurück zu Hause, tagelang kaum. Schließlich rief er einen Freund an, der Psychologe war. »Ich sagte ihm: ›Ich glaube, ich gehe wieder zur Arbeit.‹ Er sagte: ›Kannst du machen, dann wird es aber in einem oder eineinhalb Jahren doppelt so schlimm sein. Du hast einen Zusammenbruch gehabt, Depressionen, einen Burn-out.‹« Benjamin nahm das zunächst nicht ernst, aber als die Tage und Wochen ins Land zogen und sein Zustand sich nicht verbesserte, wurde ihm klar, dass sein Freund recht gehabt hatte. »Ich wusste dann, ich muss in die Klinik.« Vor allem, weil er sich selbst immer mehr als Belastung für Friederike und den Jungen empfand: weinerlich, unfähig, auch nur das Nötigste zu leisten, ohne jeden nützlichen Aspekt.

Anderthalb Monate Aufenthalt in einer psychiatrischen Klinik folgten. Einigermaßen stabilisiert und medikamentös eingestellt kam Benjamin zurück, fühlte sich geheilt und setzte die Tabletten bald wieder ab. Dann kam das zweite depressive Tief, zweieinhalb Monate Psychiatrie, zwei Monate Tagesklinik – und das Bewusstsein, dass sich die Depression doch nicht so leicht abschütteln lässt.

»Man musste was machen, sonst war man weniger wert«

Hinweise auf diese Entwicklung hatte es schon lange zuvor gegeben. Benjamin, 1978 in Winsen/Luhe geboren, wuchs als Sohn einer Sparkassenangestellten und eines Bahnbeamten in Bardowick in einer unauffälligen Mittelstandsfamilie auf, als »ein schwieriger, manchmal etwas übellauniger und schwermütiger Jugendlicher. Ich war vor allem sehr, sehr wütend«, erzählt Benjamin rückblickend. Auch sein im vorletzten Jahr verstorbener, sehr dominanter Vater war oft wütend gewesen, hatte ständig gearbeitet und in seiner Freizeit – sicherlich durchaus bezeichnend – am liebsten Holz gehackt. »In meiner Familie waren immer alle sehr kritisch miteinander«, erklärt Benjamin. »Alle krittelten aneinander herum. Kein Umfeld, in dem besonders respektvoll miteinander umgegangen wurde.« Dafür eines, in dem Arbeit und Fleiß über allem standen. Das wurde Benjamin, so sieht er es heute, vorgelebt: »Man musste was machen, sonst war man weniger wert.«

Die in ihm lodernde Wut, die sich oft in zynischen Bemerkungen äußerte, war auch Friederike früh aufgefallen. »Er war immer so wütend, böse, so zynisch«, erinnert sie sich. »Aber auf eine Weise, bei der man schnell durchschaute, dass sie mit Verzweiflung zu tun hatte.«

Friederike hatte vor der Beziehung mit Benjamin schon einen Freund gehabt, der mit Depressionen gekämpft hatte. »Sie war es gewöhnt, mit fertigen Typen zusammen zu sein«, sagt Benjamin und grinst. Seine Frau verdreht die Augen und lacht ebenfalls.

Friederike, 1982 in Aachen geboren und in Hamburg-Harburg aufgewachsen, war 17 Jahre, Benjamin 21 Jahre, als sie sich in Hamburg bei einer Gruppenlesung kennenlernten, bei der Benjamin mitwirkte. Friederike, die selbst schriftstellerische Ambitionen hatte, war mit zwei Freundinnen gekommen. »Ich kann mich erinnern, wie ich da so saß und aus den Augenwinkeln diese drei sehr jungen attraktiven Mädchen sah, die mich im Profil sehen konnten. Nicht meine Schokoladenseite ...«, erinnert sich Benjamin lächelnd. Friederike war ihm zwar aufgefallen, »aber sie war sehr jung. Deshalb habe ich lange gar nicht darüber nachgedacht, dass wir ein Paar werden könnten.«

Das kümmerte sie wiederum wenig: »Ich hab gedacht: Das wird mein nächster Freund!«

Und ein Jahr später kam es dann auch so. Allerdings wurde die Beziehung zunächst hart auf die Probe gestellt, denn Friederike ging zum Studium nach München, eine Stadt, in der es durchaus auch Spannendes zu erleben gab. Sie trieb sich eher auf Poetry-Slams herum, statt zu studieren, schrieb Texte und lernte interessante Menschen kennen. »Wir haben uns einmal im Monat gesehen«, berichtet Benjamin mit gerunzelter Stirn, »und dann oft gestritten. Wir waren zusammen, uns aber doch fremd, durch das seltene Sehen.«

Schließlich trennten sie sich für eine kurze Zeit – ein halbes Jahr, in dem Benjamin ziemlich in sich zusammenfiel. Als sie wieder zusammen waren, kam Friederike, unter anderem auch wegen Benjamin, zurück nach Hamburg und studierte dort Germanistik. Im Jahr 2008 heirateten die beiden. »Benjamin wollte mich sehr dringend heiraten, mir war das eigentlich nicht so wichtig«, erzählt Friederike mit einem verschmitzten Lächeln. »Er hatte wahrscheinlich zu viele amerikanische Filme geschaut.«

Die Hochzeit selbst war eine Riesenparty; unzählige Gäste tanzten bis zum nächsten Morgen, mittendrin der überglückliche Benjamin und seine Braut, im von der Schwester genähten weißen Kleid. Am nächsten Abend legten die beiden in ihrer Lieblingskneipe einen 500-Euro-Schein auf den Tisch und betranken sich mit allen Gästen, die zur Party am Vorabend nicht hatten kommen können. Mit einem Filmriss sank Benjamin ins Bett, um aneinandergeschmiegt mit seiner frischgebackenen Ehefrau einzuschlafen – Letzteres ein Ritual, das sie bis heute pflegen und aus dem sie viel Kraft ziehen.

Die Beziehung festigte sich und hielt aus, dass Friederike nach dem Studium für zwei Jahre nach Hannover ging, um dort als Dramaturgin am Theater zu arbeiten. Als sie mit dem ersten Sohn schwanger wurde, zog sie zurück nach Hamburg und wohnte fortan gemeinsam mit Benjamin in einer großen Altbaumietwohnung am Fischmarkt.

Nach der Geburt des Kindes begann für Friederike auch beruflich eine schwierige Phase der Neuorientierung. Der Theaterarbeit als Dramaturgin und Schauspielerin hatte sie den Rücken gekehrt; für ihre literarische Arbeit – für einen Erzählband und mehrere Texte in Anthologien hatte sie 2006 den Hamburger Förderpreis für Literatur gewonnen – war keine Zeit mehr geblieben. Wo sollte es nun für sie hingehen? Nach einem Praktikum bei einer Zeitschrift wurde sie übernommen und stieg zur Ressortleiterin auf. Aber die Situation zu Hause – beide Eltern arbeiteten spürbar mehr, das Kind war lange im Kindergarten und alle waren ständig übermüdet – machte sie immer nervöser. Benjamins Mutter half zwar regelmäßig aus, aber dennoch spitzte die Situation sich unaufhaltsam zu. Bis Benjamin schließlich zusammenbrach.

»Die Zeit in der Klinik hat mich extrem runtergefahren«

Für Benjamin geht es im Hinblick auf seine Depressionen, die er lange nicht als solche wahrnahm oder gar bezeichnete, eher um die Frage, ob »so eine Depression dafür sorgt, dass ich nicht mehr funktioniere. Vorher hatte ich sicher auch schon Depressionen, aber genug Puffer dazwischen und konnte mich manchmal einfach ausklinken aus der Welt. Was nicht mehr geht, wenn man ein Kind hat.«

Nach seinem ersten Klinikaufenthalt entschieden sich Friederike und Benjamin schließlich zu einem großen Schritt, der sich im Nachhinein als glückliche Fügung herausstellt: Sie zogen nach Harburg in eine wunderschöne kleine Altstadtvilla, die Friederikes Familie ursprünglich für eine ihrer großen Schwestern gekauft hatte. Mittlerweile ist die Villa in Friederikes und Benjamins Besitz übergegangen. Große Teile des Hauses hat Benjamin selbst renoviert und saniert, in der Zeit nach seiner ersten depressiven Phase – die mit einem katastrophalen Unfall geendet hatte: In der Psychiatrie war Benjamin während eines Volleyballspiels extrem unglücklich gestürzt und hatte eine schwere Verletzung erlitten, einen Schädelbasisbruch mit Kleinhirnquetschung. Zwei Tage lag er im künstlichen Koma, sein Überleben stand auf Messers Schneide.

Doch Benjamin schaffte es – und musste wieder ganz von vorn anfangen. Mühsam erlernte er vieles wieder neu, was bis dahin eine Selbstverständlichkeit gewesen war: gehen ohne Schwindel, sehen ohne Doppelbilder. Weil seine Augenmuskulatur falsch angesteuert wurde, konnte er längere Zeit nicht richtig sehen, nicht lesen, musste sehr viel schlafen und brauchte eine Ewigkeit, um sich zu erholen. Einen Monat verbrachte er in der Reha. »Das war gut, weil es sehr viel Geschwindigkeit rausgenommen hat«, sagt er im Rückblick. »Die Zeit in der Klinik hat mich extrem runtergefahren.« Danach war Benjamin eineinhalb Jahre krankgeschrieben und konnte endlich – zumindest in Grundzügen – das genießen, was ihm die ganze Zeit zuvor nicht möglich gewesen war: sein Leben als Ehemann und Vater.

Benjamin blieb zu Hause und kümmerte sich um das Kind. Jetzt, wo der Druck von außen weggefallen war, klärten sich für Benjamin viele Dinge, mit denen er jahrelang zu kämpfen gehabt hatte. Zugleich gelang es ihm, die hohen Medikamentendosen zusehends mehr zu reduzieren. Nicht nur sein Körper heilte, auch seine Seele kam endlich ein wenig zur Ruhe: »Wenn der Körper viel zu tun hat, um zu Kräften zu kommen, dann kann sich die Psyche erholen.«

Übereinstimmend schildern Benjamin und Friederike diese Zeit als sehr schön. Und vielleicht ist es deshalb auch kein Wunder, dass Friederike in dieser Zeit ein Herzenswunsch endlich erfüllt wurde: Sie wurde mit dem zweiten Sohn schwanger.

»Ich glaube, dass wir das sehr, sehr gut machen«

»Ich wollte immer schon viele Kinder haben«, sagt Friederike und streicht ihrem jüngeren Sohn über den Kopf, der mittlerweile auf dem Schoß seines Vaters fast eingeschlafen ist. »Ich finde es wichtig, dass ein Kind nicht nur die Eltern als direkte Bezugspersonen hat, sondern dass noch ein anderes Kind da ist, mit dem es sich verbünden kann. Auch gegen die Eltern.«

Die Voraussetzungen für das zweite Kind waren sehr gut: In der kleinen Harburger Jahrhundertwendevilla ist das Leben als Familie sehr unkompliziert. Die Kinder können jederzeit in den Garten, Friederikes Eltern wohnen nur zwei Häuser entfernt, für Benjamins Mutter ist es auch nicht weit. Der Kindergarten ist in Fußweite erreichbar, die Innenstadt nah, alle Wege sind kurz.

Benjamin machte sich während seiner Genesung daran, das Haus zu renovieren, schliff Böden, strich die Wände und baute Möbel. Nach der Geburt des jüngeren Sohnes fing er wieder an zu arbeiten, allerdings nicht mehr als Ressortleiter, sondern als Redakteur mit reduzierter Arbeitszeit, drei Tage die Woche. Aber dann ging die Entwicklung nach und nach wieder in die andere Richtung; Benjamins Rastlosigkeit nahm wieder zu, und damit schoben sich die Depressionen erneut in den Vordergrund. Die Renovierung des Hauses, so glaubt Friederike, hatte Benjamins Drang danach, etwas zu tun zu haben, einerseits zwar befriedigt, vielleicht aber auch wiederum begünstigt: »Benjamin ist ein krasser Perfektionist«, sagt Friederike. Die Muster, die sie in seiner Krankheit wiedererkennt, entspringen ihrer Meinung nach den vielen Glaubenssätzen, mit denen Benjamin aufgewachsen und »von denen er durchdrungen ist: ›Man muss alles selbst machen.‹ ›Nur, wenn es wehtut, wird es gut.‹ – Das hat er komplett verinnerlicht. Dazu die Strenge gegenüber sich selbst.«

Auf eine Art, das ist ihr klar, profitiert sie davon, denn Benjamin übernimmt viel Verantwortung: »Ich bin der Typ, der sich um die Dinge kümmert, die nerven«, erklärt er. »Der die Rechnungen bezahlt, die Steuer erledigt.«

Alles in allem, findet er, leistet er auf diese Art ebenso viel für die Familie wie Friederike, die das bezweifelt: »Ich hätte gern jemanden, der das mal akribisch durchrechnet. Ich glaube, ich übernehme mehr, auch strukturell, ich verbringe viel mehr Zeit mit den Kindern als er.« Diese Care-Arbeit jedoch, glaubt sie, wurde lange Zeit nicht nur von Benjamin als weniger wertig angesehen als diejenige, die er selbst leistet. Zeitweilig brachte sie diese Erkenntnis an den Rand einer Krise, aber die starke Bindung zwischen den beiden Partnern hielt, auch wenn das emotionale Seil zwischen ihnen so manches Mal zum Zerreißen gespannt war. »Ich hatte immer die totale Sicherheit, von Benjamin geliebt zu werden«, sagt Friederike. »Dass er mich liebt und loyal und treu ist und will, dass es mir gut geht, daran habe ich nie gezweifelt.«

»Wir sind beide sehr gut im Lieben«, ergänzt Benjamin. »Uns ist beiden klar, dass Verliebtsein etwas anderes als Liebe ist. Liebe ist, miteinander auszukommen, zu arbeiten, zuzuhören, füreinander da zu sein. Ich glaube, dass wir das sehr, sehr gut machen.« Er bemüht sich, alte Verhaltensmuster und Glaubenssätze abzulegen, zunehmend besser, wie beide finden: »In den letzten Jahren arbeiten wir sehr daran, mehr füreinander da zu sein, die Arbeit 50:50 aufzuteilen«, sagt Benjamin. Er hat sich viel mit der Me-Too-Bewegung beschäftigt, Texte zu Gender Studies gelesen, darüber diskutiert, schließlich verstanden, dass ihn selbst das Thema genauso betrifft wie die Frauen in seiner Umgebung. »Da habe ich gemerkt, das will ich nicht. Das betrifft so viele Frauen, das muss anders werden. Und das bedeutet: Auch ich muss mich ändern.«

»*Das mache ich jetzt. Ich bin jetzt da*«

Das uralte Thema Rollenverteilung ist für Benjamin und Friederike immer noch brandaktuell. Doch das Bewusstsein darüber, gemeinsam die schwere Krise überstanden zu haben, in die Benjamins Zusammenbruch ihn gestürzt hat, hat die Beziehung stabilisiert. »Natürlich war ich auch genervt«, sagt Friederike. »Es fühlte sich manchmal an, als habe ich etwas verkehrt gemacht, weil er so überfordert war. Und ich war dann immer weniger bereit, das zu tragen.« Lange Zeit musste sie Stärke für zwei beweisen, weil Benjamin krankheitsbedingt komplett ausfiel. Aber andererseits hat diese Zeit ihr »die Kraft zurückgegeben, zu wissen: Ich kann das auch alles allein. Ich würde es auch hinkriegen, die Wohnung zu bezahlen, alles zu schaffen.«

Mittlerweile ist das Kräfteverhältnis zwischen beiden längst wieder ausgeglichener. »Wir waren bei der Paarberatung, haben gelernt, dem anderen eine Auszeit zu geben, uns gegenseitig den Rücken freizuhalten«, sagt Benjamin. »Wenn man merkt, der andere kann nicht mehr, dass man dann sagt: ›Das mache ich jetzt. Ich bin jetzt da.‹«

Früher hatte Benjamin dafür oft nicht die Kraft, heute genießt er es, vieles wieder übernehmen zu können, was lange nicht möglich war, und Friederike Aufgaben abnehmen zu können. »Das funktioniert in beide Richtungen«, bestätigt Friederike.

Was auch funktioniert, ist die Kommunikation zwischen ihnen, das »Reden miteinander auf Augenhöhe, das ist elementar«, meint Benjamin. Wenn es krisele, erklärt er, liege es oft daran, dass sie keine Zeit gefunden hätten, sich auszutauschen. Und das nicht nur über private, sondern auch über berufliche Themen. Fragen zu seinen literarischen Texten kann Benjamin jederzeit mit Friederike besprechen, die mit ihrer eigenen literarischen Arbeit vor Jahren zugunsten ihrer Theaterarbeit aufgehört hat und mittlerweile einfach keine Zeit mehr dafür findet. Ein Austausch über die eigenen Texte mit seiner Frau, das wäre früher nicht gegangen, da hätte Benjamin Friederike aus Mangel an Selbstwertgefühl als Konkurrentin im Hinblick auf die Autorenschaft empfunden, gesteht er: »Ich war damals der Typ, der angegriffen hat, bevor er selbst angegriffen wurde.« Das hat sich geändert, vielleicht auch, weil Benjamin, wie er meint, jetzt »keine Karriere mehr habe und nur noch arbeiten gehe«, im Gegensatz zu Friederike, die nun als Ressortleiterin die Karriereleiter hinaufsteige.

Friederike lächelt süffisant. »Ja. Aber er ist auch noch Autor!«

»*Die wichtigste Veränderung in meinem Leben ist die Depression*«

Benjamin ist sein halbes Leben lang schon mit Friederike zusammen, 21 Jahre genau. Ein Drittel davon begleitet sie ihn auf seinem Weg mit der Depression. Er schätzt Friederike sehr, liebt ihre Klugheit und ihren Witz, aber auch darin begegnen die beiden sich auf Augenhöhe: »Er ist auf eine sehr ungewöhnliche Weise lustig«, sagt sie lächelnd. »Wir können beide sehr lustig miteinander sein.«

Benjamin nickt. »Damals, kurz nachdem wir zusammen waren, sprach ich mit einem Freund über Friederike und er sagte: ›Mit der musst du zusammenbleiben, ihr seid beide so behämmert.‹« Friederike, hatte bei einem gemeinsamen Treffen Sojasoße mit Wasabi getrunken, weil Benjamins Kollege und er zusammengelegt und ihr zwanzig Euro dafür geboten hatten. »Sie trank das, ohne eine Miene zu verziehen. Erst Jahre später hat sie mir erzählt, wie sehr es gebrannt hat«, sagt Benjamin grinsend.

Beide eint ein tiefes Grundvertrauen, dass sie zusammen sein wollen; sie spüren immer, dass der andere will, dass es einem gut geht. Die Beständigkeit, die Benjamin ihr bietet, ist wichtig für Friederike, sie muss nie zweifeln oder sich neu beweisen.

Benjamins Depressionen sind zu einem Teil ihres gemeinsamen Lebens geworden; beide haben gelernt, relativ gelassen damit umzugehen. »Die wichtigste Veränderung in meinem Leben ist die Depression«, sagt Benjamin nachdenklich. Sie sei im Grunde »nichts Schlimmes, sondern eigentlich was Gutes. Seither ist mein Leben sehr viel besser.« Viele Dinge, die er vorher nicht hinbekommen habe, für die er sich heute hassen oder verachten würde, seien besser geworden. »Ich bin nicht mehr so streng mit mir und anderen Leuten, kann Glück empfinden, bin nicht mehr so angriffslustig.« Er lehnt sich zurück und holt tief Luft, der jüngere Sohn ist wieder von seinem Schoß geklettert und zu seinem Bruder ins Untergeschoss gelaufen. »Ich habe immer gedacht, dass irgendwann in meinem Leben mal was ganz Schlimmes passiert, das alles auseinanderhaut. Und irgendwie ist das ja auch so gekommen.« Benjamin zuckt mit den Schultern. »Vielleicht musste ich zusammenbrechen, um alles neu aufzubauen und mir überhaupt etwas zuzutrauen. Ich bin eher die Sorte Depressiver, der ganz gut für die Gesellschaft ist, der alles tut, um gemocht zu werden, weil er sich selbst so wenig wertschätzt.« Er sei ein »Selbsthassdepressiver«, wie er es formuliert, der nie die Schuld bei anderen gesucht habe, nicht aggressiv gegenüber anderen sei: »Mir passiert es höchstens, dass ich es nicht schaffe, aus einer Situation rauszugehen und dann dünnhäutig und vielleicht auch mal laut werde.«

Gleichwohl macht die Depression einen großen Teil seiner Persönlichkeit aus, beeinträchtigt ihn zuweilen sehr stark: »Es gibt Tage, an denen ich zu sehr in meinem Kopf bin«, erläutert Benjamin. »Es gibt schlimme Zeiten, in denen ich damit kämpfe; Tage, an denen ich mich selbst zu sehr hinterfrage, runtermache, das kostet viel Energie. Aber mein Leben hat an Qualität gewonnen. Die Depression«, so empfindet er es, sei »nichts Fremdes in mir, sondern ein Teil von mir.«

Jetzt gerade geht es ihm ziemlich gut. Er besucht seit Jahren eine Gesprächstherapie, war lange auch in Gruppentherapie und dreimal in der Psychiatrie, zuletzt für sechs Wochen im Herbst 2019. Medikamentös ist er gut eingestellt und er kommt mit seinen Tabletten gut zurecht.

Friederike geht es ebenfalls gut. Und die beiden Söhne sind gesund und munter, das ist den fröhlichen Stimmen anzuhören, die jetzt wieder aus dem Erdgeschoss heraufdringen.

Vielleicht bleibt es ja nicht bei zwei Kindern.

»Heimat ist, wo Ivo ist«

Sarah Stermann und Ivo Neunaber

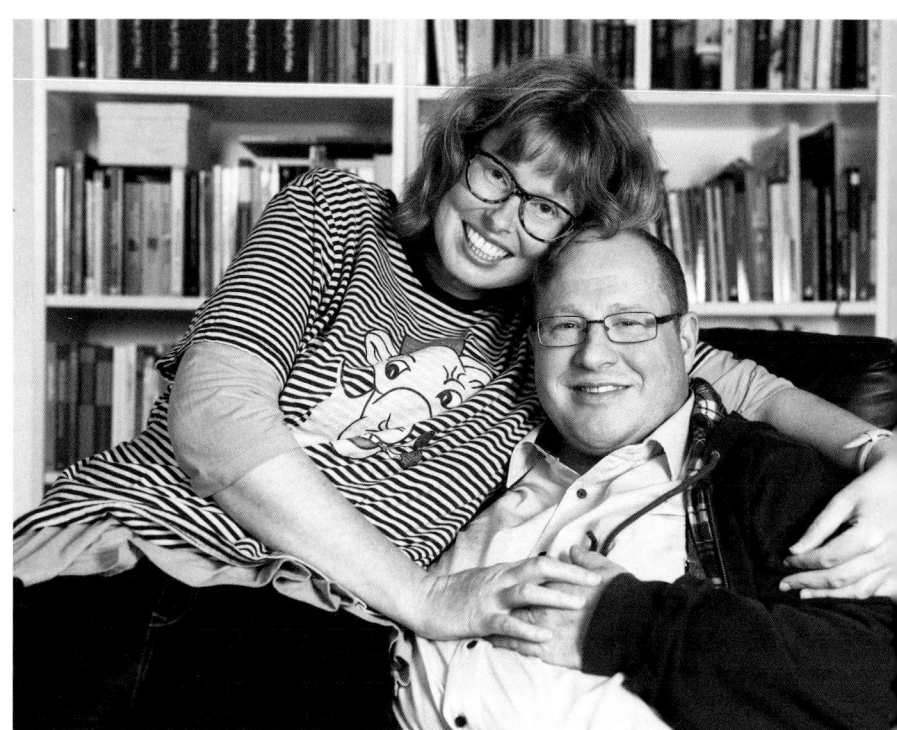

*Bei **Sarah Stermann** (38) wurde nach zwei abgebrochenen Studiengängen und mehreren Rehamaßnahmen Asperger-Autismus diagnostiziert. Ihr großes Spezialinteresse gilt dem Kamel – statt als Mensch würde sie lieber als Kamel leben, das die menschliche Sprache verstünde. Seit 2009 arbeitet sie in Oldenburg in einer Werkstatt für Menschen mit psychischen Erkrankungen und Behinderungen, in der sie auch ihren Verlobten **Ivo Neunaber** (49) kennengelernt hat.*

Ivo, Diplom-Theologe und zertifizierter Kommunikationstrainer, leidet seit seinem 17. Lebensjahr unter Nachtangst, entwickelte während seines Studiums der Theologie und Organisationspsychologie zusätzlich eine paranoide Schizophrenie. Sarah und Ivo sind seit fünf Jahren verlobt und leben seit dreieinhalb Jahren in ihrer gemeinsamen Mietwohnung in Oldenburg.

Blitzsauber und aufgeräumt ist die Wohnung im dritten Stock des Mehrfamilienhauses, der Blick aus den großen Fenstern der Küche und der drei Zimmer geht weit über die begrünten Häuserzeilen. Hell und freundlich wirken alle Räume, die farbenfrohen Möbel verstärken den Eindruck nur noch mehr: Gelb ist der große, dreitürige Schrank in Ivos Zimmer, gelb sind die sehr bequemen, äußerst stabilen Stühle in Küche und Wohnzimmer – »die halten sogar mein Gewicht!«, ruft Ivo –, gelb ist der Tisch unter Sarahs Hochbett, auf dem ihr unverzichtbarer Abakus steht. Von der Wand daneben grüßt ein großes, von einem Oldenburger Künstler gemaltes Kamel sein Ebenbild auf der voluminösen Stofftasche auf der gegenüberliegenden Seite, in der Sarah ihre Bücher aufbewahrt.

Ivos Bücher hingegen finden keinen Platz in seinem Zimmer, wo neben Bett und Schrank die ihm wichtigen Utensilien in vier geräumigen Plastikkisten lagern. Seine umfangreiche Bibliothek, bestehend aus Fachbüchern und »schöner Literatur«, hat er ins Wohnzimmer ausgelagert, in dem die Bücherregale aus allen Nähten platzen. Zum Missfallen seiner Mutter kauft sich Ivo lieber Bücher statt Kleidungsstücke, Sarah hingegen gönnt sich eher eine neue Hose oder eine Klappmaulpuppe statt zusätzlicher Lektüre. Sie kommt aber auch lange aus mit einem Buch – und außerdem liest sie ihre Bücher mehrmals, anders als Ivo.

Das liegt an ihrem Lesestil: »Ich lese anders als andere Leute«, erklärt sie mit einem sanften Lächeln. »Ich lese Buchstabe für Buchstabe, ein sehr sinnliches Lesen.« Zwischendurch pausiert sie, indem sie eine Postkarte mit einem Foto der Provence betrachtet, damit ihre Augen nicht so schnell überfordert sind. Dann liest sie weiter, aber »immer nur fünf bis zehn Minuten. Dann mache ich etwas anderes, das ich mir vorgenommen habe, zum Beispiel das Regal unter dem Spiegel freiräumen. Dann lese ich wieder fünf bis zehn Minuten, und dann putze ich den Spiegel. Ich arbeite immer sehr kleinteilig.«

»Und ich großteilig!«, sagt Ivo fröhlich. »Ich bevorzuge das Paretoprinzip: Mit 20 Prozent Aufwand bekommt man 80 Prozent des Ergebnisses.«

Die beiden lächeln sich an. Ihr Einvernehmen ist deutlich spürbar. Ivo besitzt ein tiefes Verständnis für die Eigenheiten seiner Verlobten, und Sarah geht es andersherum genauso. Wenn der Spruch »gesucht und gefunden« überhaupt auf jemanden zutrifft, dann gewiss auf diese beiden. Auch wenn das bei anderen Menschen nicht unbedingt auf uneingeschränkte Akzeptanz stößt.

»Mein Bruder kann sich schlecht in mich hineinversetzen«, sagt Ivo achselzuckend. »Er denkt, dass ich eben anders bin.« Der sehr eingeschränkte Kontakt zu seinem neun Jahre älteren Bruder schmerzt ihn, obwohl er das Unverständnis anderer Menschen durchaus kennt. Aus seiner Familie sind es einzig eine ältere Cousine und seine Mutter, mit denen er sich eng verbunden fühlt und die seine Eigenarten zu begreifen scheinen. Ivos Eltern wollten zunächst nicht annehmen, dass ihr jüngerer Sohn psychisch erkrankt ist; vor allem sein Vater findet bis heute keinen Zugang dazu. »Mein Vater ist auch ein bisschen speziell«, sagt Ivo und grinst. »Aber er will auch das nicht wahrhaben.«

Sarah empfindet ähnlich: »Mein Vater ist sehr bemüht.« Zu ihm hat sie eher weniger Kontakt, anders als zu ihrer zweieiigen Zwillingsschwester, mit der sie schon immer und auch heute noch in einem engen Verhältnis steht.

Sarah und Ivo sind Verhaltenheit gewohnt. Fehlende Akzeptanz und Geringschätzung auch.

»Da sind Sie aber tief gefallen«, bekam Sarah von einem Therapeuten zu hören, als er ihre Biografie abfragte.

»Oh, du arbeitest in einer Behindertenwerkstatt? Das ist sicher schwer mit den armen Leuten da!«, sagten Ivos neue Bekannte und verfielen in betretenes Schweigen, als Ivo sie darüber aufklärte, dass er dort Teilnehmer sei.

»Ich bin genau da, wo ich sein will und kann«

Sicherlich sind die Biografien von Sarah und Ivo keineswegs exemplarisch für Menschen, die in einer Behindertenwerkstatt arbeiten. Beide haben Abitur, beide haben studiert. Sowohl Sarah als auch Ivo sind eloquente Erzähler und drücken sich hervorragend und gewählt aus. Und beide fühlen sich ausgesprochen wohl in ihren jetzigen Arbeitsbereichen und können sich für sich nichts Besseres denken.

»Endlich ist der Leistungsdruck weg«, erklärt Sarah. »Ich bin genau da, wo ich sein will und kann.« Sarah arbeitet in der

Kistenwäscherei, wo sie Gemüsekisten per Hand reinigt, was sie ungemein zufriedenstellt. »Eine Bewegung, die Belohnung in sich selbst findet«, sagt sie strahlend.

Hatte sie nie den Gedanken: »Mensch, du hast Abitur und studiert und jetzt stehst du hier und wäschst Kisten aus«? Sarah schüttelt energisch den Kopf: »Ich war einfach nur erleichtert, den Druck los zu sein, mit den Händen zu arbeiten und nur noch darüber nachdenken zu müssen, was ich selbst möchte, und nicht, was ein Professor von mir will.« Ihre Erleichterung ist immer noch deutlich spürbar.

Der Druck, sich anpassen zu müssen, hat sie von klein auf begleitet und gequält. 1982 in der emsländischen Kleinstadt Haselünne geboren, wuchs Sarah nach der frühen Scheidung der Eltern gemeinsam mit ihrer Zwillingsschwester bei der Mutter auf. Als Sarah 16 Jahre alt war, erkrankte die Mutter an Parkinson, woran sie 2011 auch verstarb. Die Verhältnisse in Sarahs Kindheit und Jugendzeit waren nicht einfach. »Ich war immer schon Außenseiterin«, erzählt Sarah. »Extrem unsportlich, nicht sonderlich gepflegt, wurde auch oft verspottet, hatte einen schlechten Stand in der Schule.« Damals, so sieht sie es heute, hätte man schon merken können, dass mit ihr etwas nicht stimmte. Ihr selbst blieb das jedoch verwehrt. »Man geht ja erst mal davon aus: Ich bin normal.« Ihr Glück war vielleicht, dass sie in ihrer Zwillingsschwester immer ein Vorbild hatte, an dem sie sich orientieren konnte. »Meine Schwester war eher normal als ich, da konnte ich mir immer abgucken, was ich machen musste, wie ich zu sein hatte«, sagt Sarah.

Andererseits wirkte sich das auch nachteilig aus, sowohl auf Sarah, die sich extrem anpasste, dabei sehr unglücklich war und keinerlei Möglichkeit fand, ihre eigene Persönlichkeit zu entwickeln, wie auch auf die Schwester, die natürlich in Sarahs Abgründe mit hineingezogen wurde. So hangelte Sarah sich durch die Schulzeit, spielte die Rolle der angepassten, braven Schülerin, wiederholte die 13. Klasse, weil sie eine Zeit lang in der Psychiatrie war, und baute dennoch ein Einser-Abitur. Aber dann, als sie in der Studienzeit schließlich auf sich allein gestellt war, brach die mühsam aufgebaute Fassade Stück für Stück zusammen.

Nach einem abgebrochenen Studium Latein und Philosophie auf Lehramt in Göttingen wechselte sie nach Emden, um dort Sozialpädagogik zu studieren. Ihr ging es von Tag zu Tag schlechter, sie zog sich immer mehr zurück: »Ich habe nicht begriffen, was die Professoren von mir erwarten.« Auch wiederholte Aufenthalte in der Psychiatrie brachten keine Besserung.

Sarah litt immer mehr darunter, nicht sie selbst sein zu können, und zeigte Depersonalisationssymptome: Sie fühlte sich, als wäre sie in dicke Watte gepackt. Die Ärzte tippten auf Schizophrenie, deuteten ihre Verhaltensweisen als psychotisch. »Ich hab gesagt, dass ich mich als Kamel fühle und ein Kamel sein möchte. Da haben sie mich bei der Visite ausgelacht: ›Das bildet sie sich nur ein!‹« In der Folge bekam sie Antipsychotika, Medikamente, die große Traurigkeit auslösen können: »Aber ich war nur traurig, weil ich kein Kamel sein durfte.« Sie erhielt zusätzlich Antidepressiva, ohne dass eine Verbesserung eintrat.

Dass Sarah sich eher weniger den Menschen als den Kamelen zugehörig fühlt, vergleicht sie selbst mit dem Phänomen der Transidentität: »Ich verabscheue meinen Körper nicht, aber ich wäre lieber ein Kamel.« Mit diesem Gefühl korreliert auch ihr spezieller Gang, bei dem sie ein Bein nachzieht, damit sozusagen Schwung holt, und den sie selbst als »Kamelgang« bezeichnet: »Die Leute fragen da nie nach, die denken, ich habe einen Hüftschaden.«

»Es ist einfach angenehm, mit einem Kamel zusammenzuleben«

Erst der Aufenthalt in einer Rehaklinik in Oldenburg brachte für Sarah die Wende. Dort, in einem für sie deutlich »menschlicherem Umfeld«, wurde nach und nach alles besser. In der Arbeitsdiagnostik wurden Sarahs motorische Defizite festgestellt und nach einer angemessenen Beschäftigung für sie gesucht, die sie letztendlich nach mehreren Stationen in der

Werkstatt für Menschen mit psychischen Erkrankungen und Behinderungen auch fand.

Dort fühlt Sarah sich – genau wie Ivo – bestens aufgehoben. Eine Betreuerin in der Werkstatt, die sich sehr einfühlsam mit Sarah beschäftigte, tippte dann erstmals auf die richtige Diagnose und vermittelte Sarah an einen Psychiater weiter, der sich auf Autismus spezialisiert hatte. Er bestätigte den Verdacht, testete und interviewte Sarah ausführlich, bis das Ergebnis definitiv feststand: Asperger-Syndrom, eine Variante des Autismus. Bei Sarah sind Sprache und Kommunikation in keiner Weise gestört, bei ihr stehen vor allem stereotype Verhaltensweisen im Vordergrund, die immer aufs Neue wiederholt werden müssen – und das »Spezialinteresse Kamel«. Dieses nahm der Psychiater auch wertfrei in seinen Bericht auf, was bei Sarah große Erleichterung auslöste.

»Jetzt bist du ein anerkanntes Kamel!«, ruft Ivo vergnügt. Und was hält er davon? »Es ist einfach angenehm, mit einem Kamel zusammenzuleben«, sagt er mit einem verschmitzten Lächeln. »Ich bin ja dann so etwas wie ein Kameltreiber.«

»Aber das brauche ich ja auch manchmal!«, wirft Sarah lächelnd ein.

Dass Sarah am Ende ihrer langen Odyssee in Oldenburg landete, sieht sie als großes Glück an. Das größte Glück allerdings für sie ist Ivo. Der wiederum hatte schon längere Zeit für sie geschwärmt, was Sarah aber völlig entgangen war ...

2009 war Ivo mit seiner Arbeitsgruppe an den neuen Standort der Behindertenwerkstatt gezogen, an dem mittlerweile auch Sarah arbeitete. Sie fiel ihm sofort auf, und, wie es der Zufall so wollte, hatte ihre neue Mitbewohnerin zuvor in der Betreuten Wohngemeinschaft in der Wohnung gelebt, die Ivo nach ihr bezogen hatte. So kam es zu gelegentlichen Begegnungen, bis Sarah bemerkte, dass andere Leute sich immer wieder über Ivos Schwärmerei für sie lustig machten. Schließlich suchte sie seine Nummer aus dem Telefonbuch heraus, um sich für die anderen zu entschuldigen. Verwundert stellte sie nach dem Gespräch fest, dass er ihr bei jeder Begegnung besser gefiel. Schließlich verabredeten sie sich miteinander. Bei dem einen Mal blieb es nicht. Und dann ging es schnell.

»Darf ich deine Hand halten?«, fragte Ivo bei einer ihrer ersten Verabredungen.

Er durfte. Beim Einkaufen in einem Secondhandshop umarmte er Sarah zum ersten Mal. Drei Jahre später verlobten sie sich, eineinhalb Jahre danach zogen sie zusammen. Ivo hatte erst noch etwas gezögert, aus Angst vor derart gravierenden Veränderungen. Aber gleich die erste Wohnung, die sie besichtigten, war die richtige. Und sie ist es jetzt, dreieinhalb Jahre danach, umso mehr.

»Jetzt schreit er wieder!«

Die Wohnung, in der Sarah und Ivo leben, liegt nicht allzu weit von seinem Elternhaus entfernt. Dort hat Ivo die ersten 21 Lebensjahre verbracht. Seine Kindheit und Jugend verlief mehr oder minder unauffällig; zwar wurde Ivo erst spät eingeschult und wiederholte die sechste Klasse, bestand jedoch das Abitur mit gutem Ergebnis. Er zog zunächst für ein Freiwilliges Soziales Jahr als Jesuit European Volunteer nach Augsburg, um danach in Frankfurt am Main und Bonn zu studieren.

Bereits zu der Zeit fiel Ivo durch seine ausgeprägte Nachtangst auf, die sich bei ihm relativ ungewöhnlich erst spät im Alter von 17 Jahren zu entwickeln begann. Beim Pavor Nocturnus, so der Fachausdruck, schrecken die Betroffenen oftmals schreiend und schwitzend aus dem Tiefschlaf auf und finden sich so unvermittelt vollkommen desorientiert in einer Art Delirium wieder. »Die anderen Studenten im Wohnheim konnten damals schon die Uhr danach stellen«, erzählt Ivo achselzuckend. »›Jetzt schreit er wieder!‹« Wie die meisten Betroffenen reagiert auch Ivo dann nicht auf Reize von außen, also auch nicht auf die Versuche Sarahs, ihn zu beruhigen. Seit einer ausgedehnten Untersuchung in einem Schlaflabor und passender Medikamentierung haben sich die Symptome leicht verbessert, aber Ivo ist vor allem froh darüber, dass die jetzigen Nachbarn sich, im Gegensatz zu seinem früheren Umfeld, nicht daran stören.

Gravierender noch aber entwickelte sich während der Studienzeit eine andere seelische Problematik. Während der Diplomarbeit wurde zunehmend deutlicher, dass Ivo innerlich immer mehr vereinsamte und nicht mehr zurechtkam. In schnellem Wechsel legte er ein überbordendes Selbstbewusstsein an den Tag und brach eine halbe Stunde später zusammen. Schließlich bat er seinen Praktikumsanleiter, ihn in eine Klinik nach Hildburghausen nahe seinem damaligen Ausbildungsort als Gemeinde-Seelsorger zu bringen, aus der er sich kurze Zeit später wieder selbst entließ. Ein weiterer längerer stationärer Aufenthalt 2001 in einer Klinik in Telgte folgte, bei dem er im Hinblick auf eine diagnostizierte Psychose Medikamente bekam. Aber erst in der Folge eines längeren Klinikaufenthaltes in Oldenburg verbesserte sich sein Zustand allmählich. Mit der Diagnose der paranoiden Schizophrenie musste sich Ivo von seinem Berufswunsch verabschieden. Lange Zeit hatte er gehofft, »im kirchlichen Bereich etwas werden zu können« – er ist heute noch sehr gläubig und beschäftigt sich viel mit Religion. Also zog er wieder zu Hause ein und begann schließlich, in der Oldenburger Werkstatt für Menschen mit psychischen Erkrankungen und Behinderungen zu arbeiten.

Heute ist Ivo dort in verschiedenen Bereichen tätig: In der Werkstatt montiert er Lattenroste, aber er führt auch Gruppen herum, schreibt Reden und arbeitet teilweise in der Telefonzentrale. »Erst dachte ich, das könnte ich ausbauen. Aber mittlerweile ist mir das zu anstrengend. Die Leute verstehen einfach nicht, dass ich nur Vermittler, keine Fachperson bin. Die reden unentwegt auf mich ein und wollen psychologische Betreuung, das kann ich doch gar nicht leisten.« Er schüttelt den Kopf, aber gleichzeitig verrät sein Lächeln, dass er selbst wiederum für diese Menschen Verständnis aufbringt. »Außerdem brauche ich Ansprache. Auf Dauer ist es mir in der Telefonzentrale zu einsam.«

Wie Sarah auch fühlt sich Ivo an seiner Arbeitsstelle sehr gut betreut und auch geborgen. »Da weiß ich, was zu tun ist«, erklärt er. Neue Situationen, das weiß er nur zu genau, können ihn durchaus auch schnell überfordern. Ivo hat die Erfahrung gemacht, dass er in diesen Momenten Hilfestellung von außen gebrauchen und auch annehmen kann. »Wenn ich dann aufdrehe, sagen die Betreuer: ›Junge, jetzt fährst du wieder hoch, komm mal wieder runter.‹ Das ist für mich eine große Hilfe.«

Auch Sarah möchte nicht mehr woanders arbeiten. »Alle wissen Bescheid, auch darüber, dass ich ein Kamel bin, nur ein Gruppenleiter macht das Spielchen nicht mit«, sagt sie und lacht.

»Danach sind die Mülleimer dann aber auch wirklich sauber!«

Das Spielchen, wie Sarah es nennt, hat viele Facetten. Sarahs Hinwendung zum Kamel-Sein ist nur eine davon; sie entsprang keinem Aha-Moment, sondern ist nach und nach entstanden und hat auch damit zu tun, dass Sarah täglich lange Strecken in einem sehr schnellen Passgang zurücklegt. Morgens läuft sie jeden Tag eineinhalb Stunden zur Arbeit, wobei Ivo sie gelegentlich auf dem Fahrrad begleitet – er nutzt das Rad als Sportgerät, auch, um damit sein derzeitiges Gewichtsreduktionsprojekt zu unterstützen. Zurück nimmt Sarah einen anderen Weg, für den sie dann eine Stunde und zehn Minuten braucht: »Das ist praktisch, ich brauche gar keine Buskarte mehr!«

Während Ivo gern auch mal auf den letzten Drücker unterwegs ist, braucht Sarah mehr Zeit, und zwar nicht nur zum Laufen und für das Lesen, sondern auch für den Haushalt: »Ich bin nicht die Schnellste.« Aufgrund ihrer motorischen Defizite benötigt sie eine gewisse Disziplin. »Ich muss immer ganz kleine Schritte machen, sonst mache ich es nämlich gar nicht.« Dabei hilft der Abakus, an dem sie die selbst vorgegebenen, akribischen Schritte anhand der aufgereihten Holzperlen ablesen kann. Jede Perle steht für einen Arbeitsvorgang oder eine Einzelaufgabe – zum Beispiel Sachen vor dem Spiegel wegräumen, Spiegel putzen, Sachen wieder hinstellen, Waschbecken feucht wischen, Waschbecken nass wischen.

Sarah weiß immer genau, welche Perle wofür steht; notieren muss sie sich nie etwas, sie hat alles im Kopf, ob Termine, Aufgaben oder Ideen. Vom in der Psychotherapie und der Psychiatrie vielgepriesenen Aufschreiben von Strukturplänen hält sie wenig; von Struktur an sich hingegen sehr viel, vor allem auch an den Wochenenden: »Die waren zu Anfang immer ein bisschen schwierig, weil da die Struktur von außen fehlt.« Sarahs heutige Autismus-Therapeutin hat sie dahingehend gut beraten, mittlerweile ist Sarah bestens geübt darin, auch für arbeitsfreie Tage einen detaillierten Plan zu entwickeln, dem auch Ivo vieles abgewinnen kann. Auch er ist froh, wenn eine Struktur vorgegeben ist. »Ich bin froh«, sagt Sarah, »dass Ivo sich da ein wenig nach mir richtet.«

Ivo allerdings nervt es manchmal durchaus, wenn Sarahs Haushaltstätigkeiten allzu kleinschrittig vor sich gehen: »Bei Sarah dauert es eine Stunde und 45 Minuten, bis der Mülleimer sauber ist!«, gibt er zu bedenken.

»Danach sind die Mülleimer dann aber auch wirklich sauber!«, hält Sarah gelassen entgegen.

Gelegentlich versucht Ivo, Sarah zu überzeugen, doch etwas großschrittiger vorzugehen, allerdings ohne jeglichen Erfolg. Doch kann er in der Regel großzügig darüber hinwegsehen. Auch er beteiligt sich am Haushalt, kocht, wäscht ab und saugt, während Sarah die Wisch- und Putzarbeiten übernimmt. Mit Ausnahme des Putzens der Wanne, das hat dann doch zu lange gedauert und ist jetzt Ivos Aufgabe geworden.

Der unteren Perlenreihe des Abakus ist aber noch eine andere Bedeutung zugedacht: »Ich bin ja manchmal zickig zu Ivo«, gesteht Sarah. »Dann bekomme ich einen roten Punkt«, es wird also eine rote Perle auf die rechte Seite geschoben. Die kann aber auch wieder zurückgeschoben werden, wenn Sarah wiederum etwas positiv Ausgleichendes macht. »Das Klo putzen, zum Beispiel«, sagt Sarah. Beide müssen lachen.

Sarah und Ivo lachen überhaupt viel, sind fröhliche, offene und fantasievolle Menschen. Dazu passt auch Sarahs Erklärung der Kamelreligion, der sie anhängt und die im Gegensatz zu Ivos komplexem Glaubensverständnis, das sie sehr bewundert, ganz einfach ist: »Man denkt, dass man später ein Kamel wird. Ich möchte dann in Oldenburg als Kamel wiedergeboren werden, aber die menschliche Sprache verstehen. Das passende Tier für Ivo übrigens«, fügt sie hinzu, »wäre das Rhinozeros.« Ivo grinst, ganz sichtlich ist er damit einverstanden.

»Ich kenne und schätze keinen Menschen so wie Ivo«

Sarah und Ivo haben sich hervorragend miteinander und mit ihrer Situation arrangiert, und mehr noch, sie fühlen sich ausgesprochen wohl darin. Finanziell kommen sie gerade eben so zurecht, aber das stört sie nicht weiter. Die langjährige therapeutische Begleitung hat sie sehr darin unterstützt, sich selbst, aber auch ihr Gegenüber besser kennenzulernen und das Zusammenleben weitestgehend konfliktfrei zu gestalten. Gerade in der Anfangszeit suchte Ivo oft Rat bei seiner Therapeutin, die ihm die verschiedenen Aspekte des Autismus-Spektrums darlegte. Die noch größere Hilfe aber ist Sarahs Autismus-Therapeutin, die auch Ivo vieles erklären kann. So fühlen die beiden sich sowohl als Einzelpersonen als auch als Paar therapeutisch bestens betreut.

Was aber vor allem hilft, ist das große gegenseitige Verständnis und die ganz offensichtliche Fähigkeit der beiden, sich aufeinander und auf die Besonderheiten des anderen einzulassen: »Zu Anfang sind wir uns räumlich oft in die Quere gekommen«, erzählt Ivo. »Früher habe ich in Sarahs Zimmer immer meine Yogaübungen gemacht, weil es der größte Raum ist. Es dauerte eine Weile, bis ich begriffen habe, dass Sarah sich dort eine Höhle gebaut hatte.« Also stellten sie schließlich die Möbel um und entwickelten eine Strategie, die dazu führte, dass Ivo das Wohnzimmer nun als Bibliothek und Yogaraum benutzt und Sarah in ihrer Höhle nicht mehr gestört wird.

Gestritten haben sie sich in den acht Jahren, die sie nun zusammen sind, noch nie. »Nur angezickt!«, ergänzt Sarah lächelnd und fügt hinzu: »Ivo ist ein total friedlicher Mensch.« Der manche Dinge bereitwillig an Sarah abgibt: Einkaufen zu gehen, traut er sich nicht zu, das übernimmt Sarah, genauso wie Anrufe bei Behörden oder Handwerkern. Mit ihrer freundlichen, nach ihrer eigenen Einschätzung zugleich oft unbeholfen wirkenden Art, gelingt es Sarah, auch komplizierte Sachverhalte sehr zufriedenstellend zu lösen. »Dabei ist Ivo«, wie sie findet, »ja eigentlich normaler als ich, das Kamel, das so komisch läuft und liest. Ivo hingegen kann seine Besonderheiten eher verstecken.« Aber er findet nicht, dass er deswegen zu kurz kommt, was Sarah mitunter befürchtet. »Manchmal mutet er sich ein wenig zu viel zu«, sagt sie nachdenklich. »Ivo muss aufpassen, was und wie viel er macht.« Sie kennt Ivo sehr gut, aber auch sie kann ihn nicht immer auffangen. Vor allem nicht, wenn er seine nächtlichen Angstzustände hat. Insgesamt aber, meint sie, reagiere er »normaler als ich. Er hat aber auch seine Schwierigkeiten.« Die bei ihr eher im Vordergrund stehen. »Wenn ich eingefroren bin, bleibt das Ivo nicht verborgen.«

Das Einfrieren, wie Sarah es nennt, ist ein Zustand des inneren Eingeschlossenseins, den sie hasst. »Wenn ich Dinge nicht mehr hinbekomme, überfordert bin, nur noch nachdenke, aber nicht mehr ins Handeln komme.« Für sie zeigt sich das dann als das Gegenteil von lebensnotwendiger Struktur: »Dann bin ich total in meiner Welt«, unzugänglich für fast alle Versuche, zu ihr durchzudringen. Ivo, den diese Zustände seiner Verlobten regelmäßig in Panik versetzen, sucht dann Körperkontakt, nimmt ihre Hand, erinnert sie an eine ausstehende Aufgabe; das hilft, aber nur temporär. Diese Aufgabe kann sie dann in der Regel erledigen; danach friert sie wieder ein, aber Ivo hat zumindest einmal Beruhigung erfahren. Und Sarah Nähe.

Was noch hilft? »Ins Bett gehen und schlafen«, sagt Sarah schlicht. »Und am nächsten Tag ist es dann besser.« Sarah betrachtet ihr Asperger-Syndrom, das für sie ungefähr 80 Prozent ihrer Persönlichkeit ausmacht, weniger als Erkrankung denn als Besonderheit, als tiefgreifende Entwicklungsstörung. Auch bei Ivo dominiert die psychische Erkrankung mit 70 Prozent seines

Wesens, wie er es einschätzt. Peinlich sind sie sich gegenseitig nie. »Ich bin aber eher die Kandidatin, bei der es peinlich sein könnte«, sagt Sarah schmunzelnd, »weil ich Stofftiere habe, so komisch laufe ...«

Gleichwohl gelingt es beiden, sich durchaus immer wieder über Sarahs Zwänge zu amüsieren. Und sie können ihren psychischen Problemen auch positive Aspekte abgewinnen. »Sarah hat ein ganz feines Gespür für andere Menschen, kann sehr gut zuhören«, sagt Ivo bewundernd. Sarah hingegen findet Ivos Reflexionsfähigkeit, seine Toleranz und sein komplexes Glaubenssystem beeindruckend.

Beide schätzen ihre Möglichkeiten sehr realistisch ein: Einen Kinderwunsch werden sie sich nicht erfüllen können. »Ich bin froh, dass ich motorisch mit mir selbst klarkomme. Wenn ich dann noch ein Kind wickeln müsste ...«, sagt Sarah freimütig. Auch die Vorbereitungen zu einer Heirat, meint Ivo, würde sie beide psychisch überfordern. Ferien oder Urlaub woanders bedeutet für sie hauptsächlich Stress, lieber bleiben sie zu Hause, in ihrer gewohnten Umgebung.

In ihrem Freundeskreis haben die beiden auch einige andere Menschen mit ähnlichen Problemen – Paare allerdings nicht, bei den meisten haben die Beziehungen dann doch nicht funktioniert, ganz anders als bei Sarah und Ivo: »Er ist mir unglaublich vertraut«, sagt Sarah und sieht Ivo an. »Ich kenne und schätze keinen Menschen so wie Ivo.«

Ivo kann das nur bestätigen: »Sie ist immer für mich da«, sagt er ruhig.

Die beiden haben eine gute Basis für alles, was da kommen mag. Oldenburg, die Menschen, die sie umgeben, die Werkstatt, in der sie arbeiten, die Wohnung, in der sie leben – all das ist zu ihrer Heimat geworden, auf lange Sicht. Und mehr noch: »Heimat«, sagt Sarah und lächelt sanft, »Heimat ist, wo Ivo ist.«

»Die Erkrankung macht ja nicht den ganzen Menschen aus«

Ute und Sandra Hoppe

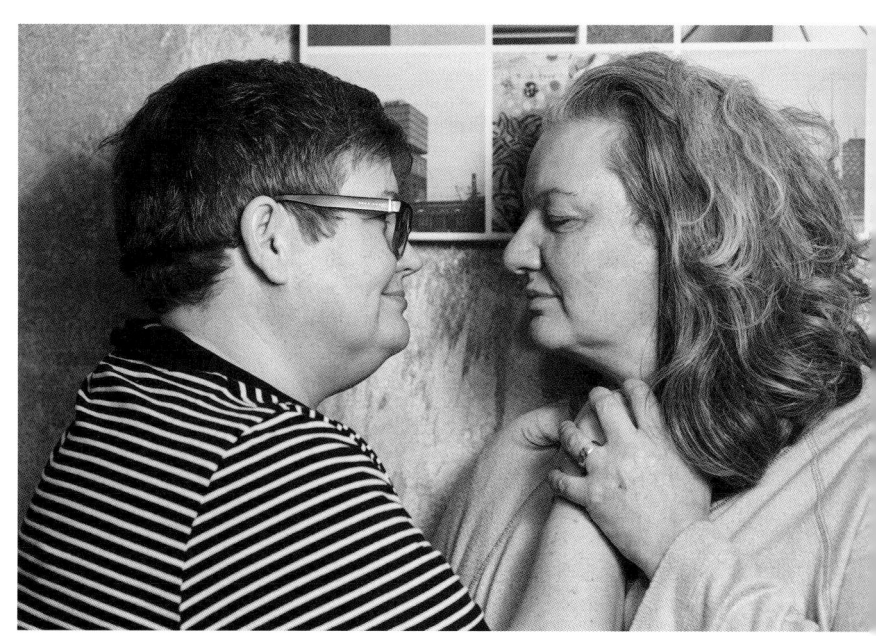

Ute Hoppe *(52), ausgebildete Fachkrankenschwester für den operativen Dienst, ist aufgrund einer posttraumatischen Belastungsstörung und einer dissoziativen Identitätsstörung seit gut zwanzig Jahren berentet. Mit ihrer Frau* **Sandra Hoppe** *(48), die als Krankenschwester im Bereich Psychiatrie und Psychotherapie arbeitet, ist sie seit sechs Jahren zusammen, vor zwei Jahren haben die beiden geheiratet. Sandra, die zwischenzeitlich an einer Depression erkrankt war, ist ausgebildete EX-IN-Trainerin und -Genesungsbegleiterin. EX-IN (die Abkürzung für Experience Involvement) steht für ein Programm, das Menschen mit Krisen- und Krankheitserfahrung darin ausbildet, andere Menschen mit psychischer Erkrankung zu unterstützen. Ute hat sich ebenfalls zur »Expertin aus Erfahrung« ausbilden lassen. Beide leben in ihrer gemeinsamen Mietwohnung im westfälischen Bünde.*

»Natürlich habe ich eine Diagnose«, sagt Ute und dreht den Kaffeebecher in beiden Händen. »Aber ich empfinde mich nicht als krank. Ich sage: ›Ich bin anders.‹« Die Diagnose, von der Ute spricht, lautet chronisch komplexe posttraumatische Belastungsstörung und dissoziative Identitätsstörung. Ute lebt damit seit mittlerweile mehr als dreißig Jahren. Dreißig Jahre, in denen sie reichlich Therapieerfahrung gesammelt hat, von stationären Aufenthalten über ambulante Therapien bis hin zu einer Intervalltraumatherapie. Dreißig Jahre, in denen Ute um ihr selbstbestimmtes Leben gekämpft und schwere Krisen durchgemacht hat. Krisen, aufgrund derer sie ihre Kinder schließlich hat weggeben müssen, die Tochter im Alter von neun Jahren zu Freunden, den sechsjährigen Sohn zu ihrer Schwester.

Heute ist Ute zweifache Großmutter und hat eine enge und gute Bindung zu ihren mittlerweile erwachsenen Kindern. Beide sind zu Utes großer Freude seelisch stabil, aber, wirft Sandra ein, »das liegt einfach daran, dass Ute eine gute Mutter ist. Sie hat die Fürsorge und Stärke bewiesen, die Kinder damals wegzugeben, um sie zu schützen.«

Ute hat auch gelernt, für sich selbst zu sorgen, und zwar sehr gut. Obwohl die Voraussetzungen dafür denkbar schlecht waren.

1968 wurde sie in eine fragile Ehe hineingeboren. Vier Jahre danach trennten sich die Eltern, die beide alkoholerkrankt waren. Ute und ihre zehn Jahre ältere Schwester blieben bei der Mutter und gingen mit ihr nach Bad Salzuflen. Wiederum vier Jahre später zog die Schwester aus, ab da häuften sich die Übergriffe, denen Ute schon von Anbeginn an ausgesetzt gewesen war. Die Details erzählt sie nur selten. »Auf Nachfrage mache ich das«, sagt sie. »Aber dann gucke ich erst mal, ob derjenige das aushalten kann.«

Auch Sandra kennt kaum Einzelheiten, sondern weiß nur, dass es sich um sexualisierte Gewalt handelt, zum Teil auch von Personen, die Ute nicht kannte. Will Sandra nicht manchmal mehr wissen? »Natürlich«, sagt sie lächelnd. »Aber warum – aus

Neugier? Als Entscheidungskriterium stelle ich mir dann immer selbst die Frage: Was bringt das jetzt für unsere Beziehung?« Das hilft ihr, die eigene Motivation zu ergründen. »Es überwog immer, dass die Beziehung dadurch nicht tiefer wird, sondern dass es nur schwieriger würde, auszuhalten, was Ute angetan wurde. Bisher muss ich nicht fragen.«

Ute nickt. »Sandra muss für sich entscheiden, was sie wissen will. Das habe ich ihr damals gleich gesagt: ›Du kannst alles fragen, was du willst, ich weiß zwar nicht, ob ich dir auf alles antworte, aber von allein erzähle ich nichts.‹« Eine von vielen klaren Ansagen, mit denen Ute und Sandra ihre Beziehung von Anfang an auf eine stabile Basis gestellt haben. Beide wirken sehr reflektiert und achtsam, sowohl mit sich selbst als auch mit der anderen, ohne sich im Dickicht der Gefühle zu verheddern. Dazu hat gehört, gleich zu Beginn die Karten offen auf den Tisch zu legen. Ein bisschen mulmig war Ute dabei allerdings schon.

»Sie hat das klar, beschäftigt sich damit, weiß, worauf sie achten muss«

»In einer von Sandras ersten Mails stand: ›Ich arbeite in der Psychiatrie‹«, erzählt Ute lächelnd. »Und ich hab gedacht: Ach du Scheiße! Was mache ich jetzt? Sage ich es gleich? Ja, später ist es doof.« Ute schrieb also zurück, dass sie berentet sei, aber nicht aufgrund ihres Rheumas, sondern aufgrund einer posttraumatischen Belastungsstörung. Dass sie aber keine Schwierigkeiten damit habe und sich gut um sich selbst kümmern könne. »Ich will niemanden, der immer meint, er müsse auf mich aufpassen«, sagt Ute energisch. »Ich möchte gern selbst für mich Verantwortung übernehmen, eine Partnerschaft auf Augenhöhe, nicht, dass ich die kleine, psychisch Gestörte bin und sie drei Meter über mir schwebt. Aber das geht auch nicht, weil ich dazu zu eigensinnig bin.«

Sandra muss grinsen. Die letzte Aussage könnte sie garantiert unterschreiben. Ute wirkt keineswegs unsicher und gestört, sondern überlegt und in sich gefestigt. Was Sandra sehr gelegen kam und kommt: »Ich wollte nicht an eine schwer gestörte Frau geraten«, erzählt sie. Ihre vorherige langjährige Partnerin hatte unter starken psychischen Problemen gelitten, das war eine außerordentlich belastende Erfahrung gewesen. Aus ihrem beruflichen Kontext her waren ihr Utes Diagnosen der posttraumatischen Belastungsstörung und dissoziativen Identitätsstörung natürlich vertraut. »Mich hat das nicht erschreckt«, sagt Sandra. »Außerdem war gleich deutlich: Sie hat das klar, beschäftigt sich damit, weiß, worauf sie achten muss. Ich machte mir von Anfang an keine Sorgen, dass es in eine Schräglage ging.«

Kennengelernt haben Ute und Sandra sich über eine Internet-Partnervermittlung. Bei Ute entsprang die Anmeldung eher einer Samstagabendlaune. Damals wohnte sie in Bielefeld, nicht gerade ein Lesbenparadies, vor allem nicht, wenn man wie Ute ungern in die »Szene« ging. »Es war schwirig, jemanden kennenzulernen«, sagt sie. Also probierte sie es über das Netz.

Sandra hingegen suchte nach der Trennung von ihrer langjährigen Partnerin aktiv nach neuen Kontakten und fand die Headline von Ute sehr ansprechend. »›Es interessiert mich nicht, was du gelernt hast, ich will wissen, was dich hält, wenn sonst alles wegfällt‹, stand da. Das fand ich toll!«, sagt sie.

Nach zwei Wochen regen Mailwechsels telefonierten sie zum ersten Mal – sie redeten die ganze Nacht hindurch bis zum Morgen. Übereinstimmend empfanden beide eine große Nähe und Vertrautheit und beschlossen, sich am nächsten Tag zu treffen. Es regnete und stürmte, und so war auch das Kennenlernen: sehr stürmisch. Ute fuhr mit dem Zug aus Bielefeld nach Essen, Sandras damaligen Wohnort. Verabredet hatten sie sich unten in der Bahnhofshalle. »Ich steh nicht am Gleis«, hatte Sandra beschlossen. »Das sieht so liebesbedürftig aus!« Dann aber hielt sie die Anspannung nicht aus und ging doch zum Gleis, verpasste Ute aber, die schon in die Halle hinuntergegangen war, wo sie ja auch schließlich verabredet gewesen waren. Nach einigem Hin und Her fanden die beiden sich dann doch. »Von der Sonne beschienen, ging ich wie eine Lichtgestalt auf sie zu!«, erzählt Sandra freudestrahlend, und noch heute, sechs Jahre später, ist ihr die Begeisterung über die erste Begegnung mit ihrer zukünftigen Ehefrau deutlich anzumerken.

In einem Café traute Sandra sich nicht, Ute zu berühren, aber schließlich nahm Ute ihre Hand: »Du kannst mich ruhig anfassen«, sagte sie. »Ich beiße äußerst selten.«

»Ich hatte zahlreiche Glaubenssätze im Kopf«, fügt Sandra grinsend hinzu. »Beim ersten Date auf keinen Fall in die Wohnung, auf gar keinen Fall gleich die erste Nacht miteinander verbringen ...«

Und dann fuhren sie doch gleich in Sandras Wohnung, wobei Sandra um ein Haar vor Aufregung einen Unfall gebaut hätte. Und dann verbrachten sie doch gleich die erste Nacht miteinander. »Ute ist dageblieben«, erinnert Sandra sich lächelnd. »Am nächsten Tag stand sie wieder vor der Tür. Und dann war der Beziehungsstatus gleich klar: Wir sind jetzt zusammen.«

»Zu Hause ist für mich kein Ort, sondern ein Gefühl«

Ein Jahr lang pendelten die beiden von Essen nach Bielefeld und zurück, eineinhalb Stunden mit der Bahn oder dem Auto. Sehr bald war das Zusammenziehen im Gespräch, aber Sandra konnte sich zunächst nicht vorstellen, den Arbeitgeber zu wechseln. Sie hat ein starkes Sicherheitsbedürfnis und braucht immer einen Ankerpunkt, der zu dieser Zeit ihr Arbeitsplatz war. Schließlich zog Ute nach Essen zu Sandra, wo es ihr recht gut gefiel. Sie war mobil, verkehrstechnisch durch die Bahnlinie direkt vor der Tür gut angebunden, sodass sie Kontakt zu alten Freundinnen aus Bielefeld halten konnte, aber auch neue Bekanntschaften schloss. Auch mit Sandras großer Familie und ihrem Freundeskreis kam sie sehr gut zurecht.

Sandra dagegen litt immer mehr unter dem zunehmenden Verkehr und dem weiten Weg zu ihrer Arbeitsstelle, sie brauchte inzwischen eine Stunde morgens hin, eineinhalb Stunden wieder zurück. Vielleicht stand einfach eine Veränderung an, nicht nur beruflich, sondern auch örtlich? So traute Sandra sich am Ende, den Arbeitsplatz zu wechseln, und fand eine Stelle in Herford.

Die Stadt Herford gefiel den beiden Frauen nicht sonderlich, im gut zwanzig Minuten entfernten Bünde wohnten hingegen bereits zwei Freundinnen. Zudem liegt die kleine Stadt verkehrsgünstig zu Berlin, wo Utes Kinder leben. Sandra und Ute setzten ein Anzeigengesuch in eine Lokalzeitung – mit Erfolg: Die ihnen angebotene Wohnung passte genau, sie ist großzügig, hell und perfekt gelegen. Die Chemie mit den Vermietern stimmte auf Anhieb und die Nachbarschaft ist nett. »Ich brauche eigentlich keinen festen Wohnort, sondern Personen«, sagt Ute. »Zu hause ist für mich kein Ort, sondern ein Gefühl.«

Das Zuhause, das sie sich geschaffen haben, atmet Ruhe und Lebendigkeit zugleich aus. Auch die beiden Katzen fühlen sich ausgesprochen wohl. Sandra hat hier mittlerweile ihren neuen Ankerpunkt gefunden, obwohl sie sich mit dem Umzug nicht ganz leichttat. 1972 in Gelsenkirchen geboren, hatte sie bis dahin ihr gesamtes Leben in verschiedenen Orten des Ruhrgebiets verbracht. »Ich liebe das Offene, Direkte des Menschenschlags im Ruhrpott«, sagt sie. »Aber ich fand es auch gut, mal wegzugehen von der Familie, eine gewisse Distanz zu haben und als große Schwester von zwei jüngeren Brüdern nicht mehr so greifbar zu sein.«

Inzwischen ist die Familie aber schon wieder näher gerückt; Sandras fünf Jahre jüngerer Bruder ist mit seiner Familie nachgezogen und wohnt nun ganz in der Nähe. Der Kontakt zu dessen zweijährigen Zwillingssöhnen bereichert Sandras und Utes Leben ungemein. Auch zu Utes Kindern und Enkeln haben sie eine enge Bindung, besuchen sie regelmäßig in Berlin und laden sie zu sich ein.

»Ich kenne mich selbst nicht als eine Person, aber ich kenne alle Anteile«

Ihre Kinder waren es letztlich, die Ute 1996 nach der Trennung von ihrem Mann aufzeigten, dass sie dringend Hilfe benötigte, um nicht vollends zu entgleisen. Zu dieser Zeit stürmten derart viele Probleme, Eindrücke und Erinnerungen auf Ute ein, dass ihre Psyche die Belastungen weder verdrängen noch kompensieren konnte. Die dissoziative Identitätsstörung, bei der sich die Persönlichkeit aufgrund traumatischer Erlebnisse in zwei oder mehrere Persönlichkeiten aufteilt, trat jetzt vermehrt in den Vordergrund: Manchmal fehlten Dinge, von denen Ute annahm, die Kinder hätten sie weggelegt. »Aber sie sagten: ›Mama, das hast du doch weggenommen!‹ Das fand ich ein bisschen unheimlich«, erinnert sich Ute.

Bis heute treten bei Ute vorübergehende Amnesien auf, ein weiteres Symptom der dissoziativen Identitätsstörung. An manchen Tagen kann sie kein Englisch sprechen, »weil die Anteile, die das können, gerade nicht so präsent sind. Das ist dann sehr lustig.« Sie selbst hat sich nach vielen schwierigen Phasen mit ihrer dissoziativen Persönlichkeit ausgesöhnt und empfindet sie mittlerweile auch als Bereicherung, weil sie ihr eine große Flexibilität und Vielfältigkeit verleiht. »Wenn ich zum Beispiel etwas nicht will, dann gibt es vielleicht noch einen Anteil, den ich mit ins Boot holen kann.« Dadurch bedingt, erzählt sie, könne sie sich auf sehr viele Dinge einstellen und mit vielen unterschiedlichen Menschen in Kontakt treten. »Ich habe mehrere Persönlichkeitsanteile durch die frühe Traumatisierung. Ich kenne mich selbst nicht als eine Person, aber ich kenne alle Anteile.«

Besonders in Stresssituationen teilt sich Utes Persönlichkeit in die verschiedenen Anteile auf. Das war schon immer so. »Als 12-, 13-Jährige noch dachte ich, dass alle Leute mit mehreren Leuten in sich sprechen. Bis ich merkte, dass das nicht stimmt.« Da sie sich nicht anders kennt, empfindet sie ihre dissoziative Identitätsstörung als normal. Ihre gesamte Persönlichkeit ist davon durchdrungen.

Für andere Menschen ist das jedoch meist weder spür- noch sichtbar, auch nicht für Sandra. »Ich erlebe Ute immer nur als Ute«, sagt sie nachdenklich. »Ich erlebe sie nie als dissoziierte Persönlichkeit.«

Darüber ist auch Ute froh, weiß sie doch um die Schwierigkeit, die es für andere Menschen bedeuten dürfte, sich in eine so komplexe Persönlichkeit wie die ihre hineinzuversetzen. Zum Thema werden die verschiedenen Anteile allerdings bisweilen schon, erzählt sie mit einem amüsierten Lächeln. »Manchmal, wenn es um alltägliche Dinge geht, zum Beispiel die Frage: Was wollen wir essen? Dann sage ich: ›Das kann ich gerade nicht entscheiden, weil jeder etwas anderes will.‹«

Die posttraumatische Belastungsstörung und die daraus resultierende dissoziative Identitätsstörung nehmen so wenig Raum ein, auch innerhalb der Beziehung der beiden Frauen, dass Sandra Utes psychische Beeinträchtigung gelegentlich sogar vergisst. Dann muss Sandra sich selbst daran erinnern, dass Ute eine hohe Stress-Vulnerabilität besitzt, also bereits bei niedriger Stressintensität psychische Krankheitsreaktionen zeigt.

Unterschwellig schwingt die posttraumatische Belastungsstörung aber immer mit. »Ich habe wenig Wahrnehmungsfilter«, sagt Ute. Was umso mehr bedeutet, dass sie sich sehr stark mit sich selbst und ihren Reaktionen auseinandersetzen muss, um diese zumindest teilweise steuern zu können. Seit Ende der Neunzigerjahre ist sie in Therapie, zeitweilig auch stationär, zumeist aber ambulant: »Ich habe die Sachen alle bearbeitet. Und das, was noch fehlt, mache ich mit meiner Therapeutin aus.«

»Wenn eine Stopp sagt, dann ist auch Stopp«

Dass Ute sich sehr eigenständig um sich selbst kümmert, ist von großer Bedeutung, nicht nur für sie selbst, sondern auch für die Beziehung mit Sandra. Denn dadurch ist Ute sehr klar in ihren Bedürfnissen, sie weiß sehr genau, was sie braucht. »Ich kann sagen: ›Das ist jetzt schwierig für mich, das geht gerade nicht, aber es hat nichts mit dir zu tun.‹ Dann sind die Dinge geklärt.« Für Ute ist es ungemein wichtig, die Verantwortung dahin zurückzugeben, wo sie hingehört. »Das ist auch in der Partnerschaft wichtig: Wo ist meins, wo ist deins? Sonst verwickelt sich alles, das ist anstrengend.« Genaue Absprachen helfen. »Wenn eine Stopp sagt, dann ist auch Stopp«, sagt Ute.

Früher, erzählen die beiden mit sichtlichem Amüsement, haben sie sich oft beim Einkaufen gestritten, warum auch immer. Dann haben sie sich darauf geeinigt, in solchen angespannten Situationen eine abrupte Pause einzulegen: »Stopp – dann ist Ruhe im Karton.« Es gilt, Hochschaukeln zu vermeiden, vor allem, wenn ein Wort das andere ergibt. Erst, wenn sich beide wirklich wieder beruhigt haben, sprechen sie darüber. Glücklicherweise sind sie nie sonderlich lange wütend aufeinander. Gelegentlich kracht es zwischen ihnen, Alltagskräche, bei denen es sich meist um Banalitäten dreht, aber nie um Grundsatzfragen.

Im Kern, das wissen sie aber, sind sie sich in allen wichtigen Fragen einig. »Andernfalls würden wir es noch mal besprechen«, sagt Ute, und Sandra nickt.

Die Dinge zu klären und klare Grenzen zu ziehen, das erleichtert Sandra und Ute das Zusammenleben ungemein. Für Sandra, die auf der Arbeit den ganzen Tag über bereits mit psychischen Problemen konfrontiert ist, bedeutet es viel, dass das Zuhause von diesen Themen ein wenig freigeräumt ist.

Im Gegenzug ist für Ute wichtig, dass Sandra sich »entstresst«, bevor sie nach Hause kommt, um das gemeinsame Zuhause wiederum von den beruflichen Belastungen freizuhalten. Psychische Hygiene ist Voraussetzung dafür, diese Grenzen zwischen Arbeit und Zuhause auch wirklich ziehen zu können. Das ist insbesondere für Sandra wichtig, die schmerzhaft erfahren hat, was es bedeuten kann, wenn beide Ebenen sich vermischen.

»Ich konnte nicht glauben, dass es jemals wieder besser werden würde«

Vor rund zehn Jahren war Sandra selbst an einer Depression erkrankt, ganz plötzlich, sozusagen über Nacht. Begonnen hatte es, als sie eine Patientin auffand, die sich hatte suizidieren wollen. Durch das traumatische Erlebnis entwickelte sie Schlafstörungen. Sie wartete nicht lange ab, sondern holte sich in Form einer Psychotherapie Hilfe. Dann aber wurde eine ehemalige Freundin in der Klinik aufgenommen, in der Sandra arbeitete. Auch ihre Beziehung zu Sandra kam während der Behandlung zur Sprache, für Sandra eine unerträgliche Vermischung ihrer privaten und beruflichen Welt. Am nächsten Morgen wurde sie mit Zwangs- und Suizidgedanken wach, die sich zusehends verstärkten. Selbst Sandras Psychotherapeut war von dieser fatalen Entwicklung schockiert. Die Diagnose: eine schwere Depression. Zusätzlich zu ihrer Psychotherapie kümmerte sich in der Folge eine Neurologin um Sandra, die auch als Psychiaterin ausgebildet ist.

»Ich saß vor meiner Ärztin und bat sie: ›Bitte, sagen Sie mir, dass es wieder gut werden wird‹«, erzählt Sandra und pustet in ihren Becher, aus dem frischer Kaffeeduft aufsteigt. »Obwohl ich fachlich alles wusste. Aber ich konnte nicht glauben, dass es jemals wieder besser werden würde.« Sandra, die Patientin, brauchte das Gefühl, dass es Menschen gibt, die an sie glauben und daran glauben, dass die Krankheit wieder vorbeigehen wird. »Das Thema Hoffnung«, sagt sie, »ist in der Pflege für mich zentral geworden.«

Die Krise ging dann auch wirklich vorbei, zum Glück. Bei ihren Ärzten und Therapeuten fühlte Sandra sich sehr gut aufgehoben und betreut, auch in der darauffolgenden Reha. Heute betrachtet sie ihre depressive Erkrankung als abgeschlossen, sie hat sie gut be- und verarbeitet und hinter sich gelassen. Aber die Gefährdung, so spürt sie, bleibt als Tendenz bestehen, bei Stress vulnerabler, krankheitsanfälliger zu sein.

Was Stress und Überlastung angeht, sowohl im beruflichen wie auch im privaten Kontext, ist Sandra heute ungleich achtsamer als früher. Und: »Die Erfahrung hat mich verändert, auch auf meiner Arbeit«, sagt sie mit einem warmen Lächeln. »Ich bin jetzt sensibler, hinterfrage mehr.«

Zum Beispiel zweifelt sie den Nutzen einiger der üblichen Therapiemethoden an, wie die gern eingesetzte positive Aktivitätenliste, auf der Patientinnen und Patienten Dinge und Aktivitäten notieren sollen, die sie in gesundem Zustand gern machen und an denen sie sich dann in kritischen Phasen wieder aufrichten können. Diese Methode hat Sandra seit ihrer eigenen Depression nicht mehr angewandt, denn die Liste motivierte sie damals gar nicht, im Gegenteil: Sie zeigte ihr schmerzhaft auf, was alles nicht mehr ging. »Musik hören nicht, Texte lesen nicht, überhaupt lesen nicht, da war kein Antrieb mehr, nichts eigentlich. Also ging es so richtig rein ins Defizit!«

Es waren vielmehr Kleinigkeiten, die ihr wieder aus der Krise hinaushalfen: Gespräche, gute Erlebnisse oder die Entdeckung, dass es doch noch Dinge gab, die ihr Freude bereiteten. »Hörbücher hören ging eben noch!«, sagt Sandra kopfschüttelnd und nickt dann ernst. »Es gibt Wege, da rauszukommen«, sagt sie mit fester Stimme. »Man kann da wieder raus.«

»Die Störung ist eine intelligente Art und Weise, etwas zu überleben«

Letztlich ist es genau diese Erfahrung – dass es Wege aus der Krise gibt –, die Sandra dazu brachte, ihr Wissen und ihre Fähigkeiten im Rahmen von EX-IN einzusetzen. Das Konzept des Ausbildungsprogrammes hatte Sandra 2013 auf einer Fortbildung kennengelernt und fand es sehr passend für sich. Sie konnte ihre professionelle Tätigkeit als Psychiatrie-Fachkrankenpflegerin mit der eigenen Erfahrung aufwerten und ihr eigenes Erfahrungswissen zugunsten anderer Betroffener einsetzen, um diese wiederum kompetent in kritischen Lebensphasen zu begleiten. Ihre professionelle Distanz wahrt Sandra dabei stets, aber gepaart mit der eigenen Psychiatrieerfahrung und einer großen Portion Mitgefühl und Empathie kann sie auch kritisch reflektieren. »In der Psychiatrie wird man ja andauernd beobachtet«, alles werde im Hinblick auf das Krankheitsbild bewertet. »Es gibt ja auch mal Tage, an denen man einfach nur schlecht drauf ist«, sagt sie. »Die Erkrankung macht ja nicht den ganzen Menschen aus.«

Ute, die sich 2017 und 2018 bei EX-IN zur Genesungsbegleiterin hat ausbilden lassen, nickt. »Das Personal meint immer, einen beschützen zu müssen.« Wichtig sei aber ihrer Ansicht nach, dass man bei allem Schwierigen den Menschen trotzdem als eigenständig ansehe. Sicherlich müsse »man begrenzen, suizidale Menschen eventuell auf die geschlossene Station schicken, aber dennoch die Eigenverantwortung bewahren.« Zumal psychische Erkrankungen und Störungen, so sieht es Ute, nicht immer nur destruktiv wirken, sondern auch einen sehr konstruktiven Aspekt haben können. »Die Störung ist eine intelligente Art und Weise, etwas zu überleben, was einem sonst nicht gelingen würde.«

Wichtig findet Ute auch, den professionellen Pflegekräften und dem medizinischen Personal klarzumachen, dass das bewährte Schema nicht immer helfe. »Man muss individuell gucken. Manche brauchen das, was man zum Schluss macht, zuerst, andere später.« Den Patientinnen und Patienten die Maßnahmen und Behandlungen auf Augenhöhe zu erklären, ist für Ute eine wesentliche Voraussetzung für den Behandlungserfolg. »Dann können sie es auch annehmen.« Ihre vielfache und vielfältige Therapie- und Psychiatrieerfahrung hat sie darin immer wieder aufs Neue bestätigt: »Ich musste mich jedes Mal immer wieder neu erklären, immer neu erzählen, was in und mit mir los ist. Wüssten das Mitarbeiter selbst, was da passiert, dann wäre es einfacher.«

Dem kann Sandra nur zustimmen. Ihr hilft die eigene Erfahrung als Betroffene ungemein dabei, Distanz zu den Patientinnen und Patienten abzubauen. »Manche sagen dann: ›Wenn Sie wüssten, was in mir los ist!‹ Und ich kann dann sagen: ›Ja, das weiß ich. Ich kenne das selbst.‹«

Genau deswegen bevorzugt Ute auch die Bezeichnung »Expertin aus Erfahrung« oder »EX-IN-Erfahrungsexpertin« statt »Genesungsbegleiterin«, denn bei der beschriebenen Tätigkeit gebe man den Klienten oder Patienten ja seine Erfahrung mit und lasse sie teilhaben. Der Ausdruck Expertin, findet Ute, sei positiv besetzt, Genesungsbegleiterin dagegen habe einen leidvollen Klang. »Klar gibt es auch Tage, an denen ich gelitten habe oder leide, aber das möchte ich gern ins Positive drehen.« Und sie möchte etwas zurückgeben für die Hilfe, die sie bei der Bewältigung ihrer eigenen schweren psychischen Beeinträchtigung bekommen hat, sowohl in professioneller als auch menschlicher Hinsicht. Dafür setzt sie sich aktiv ein: Neben der ehrenamtlichen Begleitung einer jungen Frau, die an einer Borderline-Persönlichkeitsstörung leidet, macht Ute sich dafür stark, eine Beratungsstelle für Psychiatrie-Patientinnen und -Patienten aufzubauen. Vor Kurzem hat sie zudem ein Praktikum beim Sozialpsychiatrischen Dienst absolviert.

Voraussetzung für all das ist, sich abgrenzen zu können und das Private nicht mit dem Beruflichen zu vermischen. Das gelingt sowohl Ute als auch Sandra mittlerweile mühelos.

»Ich kann mich darauf verlassen, dass das gesprochene Wort auch gilt«

Andersherum hilft die professionelle Arbeit bei EX-IN den beiden Frauen wiederum auch in ihrem Privatleben. Ute und Sandra sind sehr im Gespräch. Sie müssen keine Themen ausklammern, selbst die schwierigsten nicht, da sie auch in einem beruflichen Kontext darüber sprechen können.

Im vergangenen Jahr hatte Sandra einen Bandscheibenvorfall, die Genesung zog sich ein halbes Jahr hin. Ute musste alles übernehmen, was sie ungemein triggerte, denn diese Situation hatte sie in ihrem Elternhaus oft erlebt; damals war sie als Kind und Jugendliche jahrelang für alles zuständig gewesen: den Haushalt, das Kochen und das Einkaufen – sozusagen ein Partnerin-Ersatz. Die Situation schien sich zu spiegeln, und Ute ging es schlecht damit. Auch Sandras Stimmung war schließlich an einem Tiefpunkt angelangt.

Mithilfe ihrer Therapeutin sortierte und analysierte Ute die Situation, was sie normalerweise allein kann. Dadurch und auch durch die stetige Auseinandersetzung mit Sandra, gekoppelt mit einem immer wieder professionellen Blick auf die Situation, gelang es beiden, gestärkt aus der Krise herauszukommen. Jetzt ist Ute wieder mehr bei sich selbst und kann wieder besser erkennen, ob sie Dinge nur für Sandra macht oder aus eigenem Wunsch heraus.

Selbst das Thema Suizid schreckt die beiden nicht: Sollte Ute suizidale Gedanken haben, was durchaus bereits vorgekommen ist, dann ist für Sandra zu ihrer großen Beruhigung eines ganz klar: »Ich kann mich darauf verlassen, dass das gesprochene Wort auch gilt.« Ute hat zugesagt, dass sie sich in kritischen Situationen um sich selbst kümmern und Hilfe holen würde.

Da ist sie wieder, die Verantwortung, die dorthin gegeben wird, wo sie auch hingehört – eine sehr große Erleichterung für das Zusammenleben der beiden Frauen. Aber abgesehen davon: Ute hat einen großen Lebenswillen. Sie hat viele Dinge, die sie im Leben halten. Suizid kommt für sie letztlich nicht infrage. »Das würde ich niemandem antun. Und ich bin eh kein negativer Mensch.«

Sandra auch nicht, was ihre leicht sarkastische Drohung nur unterstreicht: »Ich hab ihr gesagt: ›Ute, wenn du dich suizidierst, dann komme ich jedenfalls nicht zu deiner Beerdigung!‹« Auch der Humor hält die beiden zusammen. Sie amüsieren sich viel mit-, aber auch übereinander. Wenn Sandra bockig und wütend ist, dann muss Ute grinsen und macht einen flotten Spruch. Das wiederum nimmt Sandra den Wind aus den Segeln.

Im Oktober 2018 haben Ute und Sandra geheiratet. Die Verantwortung, die jede der beiden für sich selbst übernimmt, hat jetzt ein doppeltes Standbein bekommen. Und darauf, das ist ganz offensichtlich, steht es sich bestens.

»Ich würde mir für meinen Mann drei Beine abhacken«

Andrea und Frank Herpich

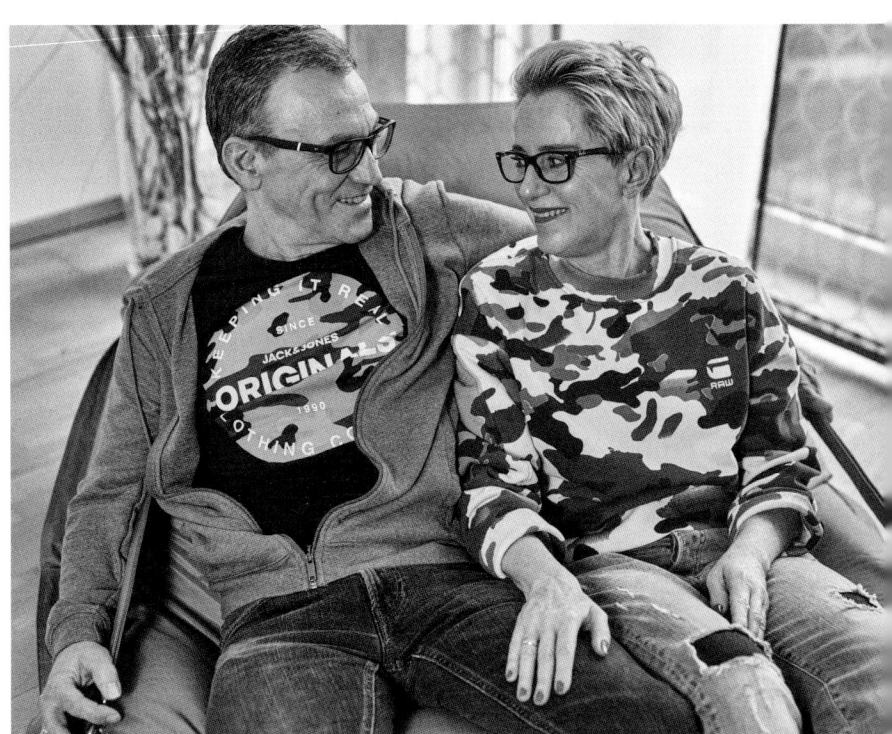

Andrea Herpich *(56), ausgebildete Groß- und Außenhandelskauffrau, arbeitete in verschiedenen kaufmännischen Bereichen, bevor sie 2015 aufgrund ihrer sehr spät diagnostizierten Borderline-Persönlichkeitsstörung, begleitet von chronisch rezidivierenden mittelschweren Depressionen und einer komorbiden Suchterkrankung berentet wurde. Ihren Mann* **Frank Herpich** *(57), Industriekaufmann und Fachkaufmann für Marketing, lernte sie über eine Kleinanzeige im örtlichen Stadtmagazin kennen. Seit 1998 sind die beiden verheiratet und leben mit ihrer 21-jährigen Tochter im eigenen Haus in Stein bei Nürnberg.*

»Andrea betrat das Lokal in einem kurzen, beigen Etuikleid, brauner Bikerlederjacke und Stiefeln mit hohen Absätzen, dazu eine blaue verspiegelte Nickelbrille«, sagt Frank und sieht bei der Erinnerung an das erste Treffen mit seiner zukünftigen Frau immer noch hingerissen aus. »Sie sah echt cool aus!« Im Nürnberger Stadtmagazin »Doppelpunkt« hatte er 1996 inseriert, um eine Begleiterin fürs Mountainbiken zu finden – Andrea hatte mit einem »lockerflockigen« Brief geantwortet. Auf das erste Telefonat folgten unzählige weitere, bis sie sich schließlich vier Wochen später in einem mexikanischen Restaurant verabredeten.

Andrea muss lachen. »Na ja, ich dachte damals an so einen coolen, langhaarigen, tätowierten Typen, der mit dem Bike über Baumstämme springt und so. So einen hätte ich gern gehabt!« Stattdessen kam der kurzhaarige, ordentlich gekleidete Frank daher, der diesem Bild so gar nicht entsprach. »Und ich hatte auch noch das coolere Fahrrad!«, sagt Andrea 25 Jahre später triumphierend.

Das will Frank aber so nicht stehen lassen: »Na ja, die Federgabel habe ich dann wenig später nachgerüstet.« Der nach eigenen Worten »unterkühlte Oberfranke« war doch genau der Richtige für das »Rhein-Main-Powerpaket«, wie sich bald herausstellen sollte. »Es hat eigentlich gleich gepasst«, erklärt Frank. »Die Andrea war deutlich flippiger als ich, aber davon habe ich mich nicht abschrecken lassen. Ich hab mir gedacht, da kann ich schon mithalten.«

Mit der introvertierten fränkischen Mentalität hatte Andrea, die 1992 aus Frankfurt am Main nach Nürnberg gezogen war, in den Jahren zuvor allerdings zunächst wenig anfangen können. 1965 in Hüfingen im südlichen Schwarzwald geboren und in Idstein im Taunus aufgewachsen, hatte sie das Gymnasium in der elften Klasse abgebrochen. Sie hatte in Wiesbaden zunächst die Fachhochschule besucht und dann ein BWL-Studium begonnen. Trotz ihrer damals schon gravierenden Suchtprobleme gelang es ihr, die Umschulung zur Groß- und Außenhandelskauffrau abzuschließen; aber danach wurde Andrea endgültig klar, dass nur ein radikaler Schnitt sie vor dem finalen Absturz retten konnte. 1992 zog sie ihren mittlerweile nach Nürnberg umgesiedelten Eltern hinterher in eine eigene Wohnung.

Der Umzug hatte Andrea zwar aus ihrem bisherigen Umfeld herausgelöst, sie aber nicht von ihren psychischen Problemen und auch nicht von ihrer Drogenabhängigkeit befreit. Schon früh war sie mit Drogen verschiedenster Art in Kontakt gekommen. Mit Kiffen in der Schulzeit hatte es begonnen – »mit 14 hat meine Mutter gesagt, ich wär eh nicht normal und müsse zum Therapeuten, weil ich Haschpflanzen angebaut hatte.« Später konsumierte sie regelmäßig Heroin und Kokain. »Ich war definitiv schwerstabhängig und hing, wie man damals sagte, an der Nadel«, erinnert sie sich. »Es war klar: Ich muss aus diesem Umfeld weg.« In Nürnberg begann Andrea, am dortigen Flughafen in Schichtbetrieb zu arbeiten. Dieser war für sie eine enorme Belastung, der ihr weitere Probleme verschaffte. Um einigermaßen zu funktionieren, konsumierte sie nun statt Heroin die ihr vom Arzt verschriebenen Schlaftabletten, dazu Aufputschmittel zum Aufwachen. Die lebenslustige und impulsive Andrea wurde in eine vier Jahre währende Phase abgrundtiefer Einsamkeit katapultiert. »Der Umzug hat mich meiner Wurzeln beraubt.« Andrea fand kaum Anschluss, vermisste ihre Freundschaften.

Die Begegnung mit Frank füllte diese Lücke und eröffnete beiden eine ganz neue Perspektive: »Die Hessen sind ja kontaktfreudige Menschen«, sagt Andrea, die ihre Vorbehalte gegenüber den ruhigen, distanzierten Franken nur zu gern über Bord warf. »Ich habe mich drauf eingelassen, es war dann auch spannend. Frank hat mir seine Welt gezeigt, ich ihm meine – Partys, Clubs, Musik. Das ergänzte sich dann doch ganz gut.«

»Frank bleibt einfach. Der geht nicht weg«

Auch für Frank war die Begegnung mit der temperamentvollen Andrea eine ganz neue Chance. 1964 im bayerischen Hof an der Saale geboren, wuchs er in einem nahe gelegenen Dorf in einer mittelständischen Bäckersfamilie auf. Als er sechs Jahre alt war, kam sein ältester Bruder im Alter von zehn Jahren bei einem Fahrradunfall ums Leben – ein traumatisches Ereignis, das die gesamte Familie bis ins Mark erschütterte. Es bestimmte viele Jahre lang auch Franks Leben und verurteilte ihn zu »einer stillen und traurigen Jugend«. Erst nach der Bundeswehrzeit gelang es ihm, sich von zu Hause abzunabeln; in Erlangen absolvierte er eine Ausbildung zum Industriekaufmann und später ein berufsbegleitendes Studium zum Fachkaufmann für Marketing bei einer großen Firma für Fenstertechnik, bei der er heute noch angestellt ist.

Gerade diese Beständigkeit, die Frank auszeichnet, zog Andrea damals an. »Trotz meiner Flippigkeit, Unruhe und Impulsivität brauche ich jemanden, der mich erdet«, erklärt sie energisch. »Ich habe ein großes Sicherheitsbedürfnis, so in der Art ›Hass mich, aber verlass mich nicht‹. Frank bleibt einfach. Der geht nicht weg. Bei ihm darf ich sein, wie ich bin« – ein großer Unterschied zu allem, was sie damals von ihren vorherigen Beziehungen und Freundschaften gewohnt war.

Auch für Frank bildete Andrea einen willkommenen Gegensatz zu den eher ruhigen, aber nicht sonderlich aufregenden Menschen, mit denen er sich bis dahin umgeben hatte. »Andrea brachte das gewisse Extra: sich noch mal etwas mehr trauen, alles etwas erweitern.« Er grinst. »Ich hab ihr dann auch um halb zwei Uhr nachts in der Disco den Heiratsantrag gemacht!«

Bis dahin dauerte es aber ein bisschen. Das Tempo, in dem sich ihre Beziehung nach dem ersten Treffen entwickelte, war für Andrea ungewohnt langsam. »Wir haben uns Zeit gelassen«, erzählt sie mit hochgezogenen Brauen. »Das war etwas, das ich gar nicht kannte, dieses sich langsam aneinander herantasten, nicht gleich miteinander ins Bett gehen«, sondern, wie Frank es ausdrückt, »sich erst mal beschnuppern.« Andreas vorherige Liebesbeziehungen und Verhältnisse waren eher sexueller Art und oft von chaotischen Abläufen geprägt gewesen: »Borderline-typisch eben«, wie sie es heute beurteilt.

Mit Frank aber ging alles deutlich gemächlicher vonstatten. »Wir haben uns entwickelt«, sagt Frank im Rückblick schmunzelnd.

Nach einigen Tagen machten sie eine Wochenendtour in eine Pension im Bayerischen Wald, eineinhalb Stunden von Nürnberg entfernt; tagsüber bretterten sie auf ihren Bikes durch den Wald, nachts lagen sie schüchtern nebeneinander im Bett. »Beide wollten das Gleiche, aber keiner traute sich«, sagt Andrea lächelnd.

Aber dann trauten sie sich schließlich doch. Ende 1997 zogen sie zusammen, im Mai 1998 heirateten sie. Knapp ein Jahr danach schlug Andrea Frank vor, mal wieder zu dem Mexikaner zu gehen, bei dem sie sich drei Jahre zuvor das erste Mal getroffen hatten. »Dort legte sie ein Buch vor mich hin: ›Mensch, Papa! Vater werden – das letzte Abenteuer‹ von Kester Schlenz. Da habe ich einen Freudentanz aufgeführt, mitten im Restaurant«, erinnert sich Frank mit einem breiten Grinsen. »Und dann haben wir den letzten Drink für längere Zeit bestellt.«

»Sie kann runterziehen, aber auch begeistern«

Alkohol war immer die am wenigsten problematische Substanz für Andrea gewesen. In der ersten Zeit mit Frank spritzte Andrea noch – »intravenöses Selbstverletzen«, erklärt sie im Rückblick –, allerdings kein Heroin mehr, sondern Schlaftabletten.

Frank bekam das durchaus mit, verdrängte es aber mehr oder weniger. »Ich hab es locker weggesteckt, vielleicht auch, weil ich aufgrund meiner Erfahrungen eine sogenannte ›heile Welt‹ gar nicht mehr in meinem Kopf hatte.« Allerdings fiel ihm schnell auf, dass Andreas Wesen von einem gelegentlichen Impulskontrollverlust geprägt war. »Sie zweifelte viel, hatte starke Stimmungsschwankungen.« Frank erklärte sich das vorrangig mit Andreas langjährigem Drogenkonsum, aber auch mit ihrer äußerst angespannten Arbeitssituation. Andrea arbeitete im Schichtdienst manchmal zehn, zwölf Stunden am Stück, unter einem sehr unangenehmen, autoritären Chef.

Dass hinter Andreas Drogenkonsum eventuell eine ganz andere, schwerwiegende psychische Erkrankung stecken könnte, zog damals niemand – auch nicht das Fachpersonal – ernsthaft in Betracht. »Ich dachte deshalb gar nicht, dass ich psychische Probleme habe. Das war alles von der Drogensucht gedeckelt. Die stand immer im Vordergrund, nur sie war sichtbar«, sagt Andrea. Eine Vielzahl weiterer Probleme erdrückte sie: Das immer schon höchst komplizierte Verhältnis zu ihren Eltern belastete sie sehr, dazu kamen Geldprobleme, ausgelöst durch ihre Kaufsucht. Aber sie rang sich dazu durch, Frank ihre vielfältigen Probleme zu offenbaren. »Schon da hätten andere Männer sicher gesagt: ›Das brauche ich nicht, auf Wiedersehen!‹«, resümiert sie kopfschüttelnd.

Frank aber blieb – »Sie kann runterziehen, aber auch begeistern!« –, und mehr noch: Er stand ihr bei und half ihr dabei, ihre verfahrenen Angelegenheiten zu regeln, leistete ihr emotionalen Beistand, wie auch heute noch, so viele Jahre später. »Die Andrea war immer schon der Impulsgeber und Schrittmacher, ich eher der Ruhepol.« Eine offenbar bis heute unschlagbare Kombination. »Wir hatten Spaß miteinander und waren füreinander da.«

Schließlich kündigte Andrea und hörte komplett auf, Schlaftabletten und Aufputschmittel zu nehmen. Die Beziehung der beiden festigte sich. Mit dem Umzug in die erste gemeinsame Wohnung ging es weiter bergauf, eine glückliche Phase, die bis zur Heirat und den anschließenden Flitterwochen in Thailand anhielt.

Aber dann fiel Andrea in ein tiefes Loch. In ein so tiefes, dass der Aufenthalt in einer psychosomatischen Klinik notwendig wurde. Heute, im Nachhinein, weiß sie längst, dass einschneidende Lebensereignisse, auch positive, Depressionen auslösen können, damals jedoch überfielen sie Andrea vollkommen überraschend. Während ihres fünfwöchigen Klinikaufenthalts wurden bei ihr erstmalig Depressionen diagnostiziert. Im Anschluss an die Behandlung ging es ihr erst einmal besser. Kurz darauf wurde sie schwanger. Im Dezember 1999 kam die gemeinsame Tochter zu Welt – ein Wunschkind.

»Das kommt mir bekannt vor!«

Das Wunschkind selbst war es dann später auch, das Andrea auf den ersten Schritt hin zur Diagnose der Borderline-Erkrankung führte. Zunächst aber fühlte sie sich deutlich wohler in ihrem neuen Leben als Ehefrau und junge Mutter. Die Geburt selbst war zwar katastrophal mit vielen Komplikationen verlaufen, aber das Kind war gesund, und Andrea genoss es in der ersten Zeit sehr, zu Hause bleiben und sich um das Baby kümmern zu können: »Ich musste nicht mehr im Arbeitsleben funktionieren. Der Druck von außen, aber auch die hohen Ansprüche, die ich an mich selbst gestellt habe, all das hat mich schon immer krank gemacht.«

Allerdings währte diese entspannte Phase nur kurz, bald ging Andrea wieder arbeiten, wechselte im Laufe der folgenden Jahre mehrfach den Arbeitgeber und ihr Tätigkeitsfeld, sie blieb jedoch immer dem kaufmännischen Bereich verbunden.

2006 zog die kleine Familie dann aus Nürnberg ins nahe gelegene Stein, wo sie eine eigene Doppelhaushälfte gebaut hatten, ganz in der Nähe von Andreas Eltern. Ein folgenschwerer Entschluss, in positiver wie negativer Hinsicht. »Kennengelernt, zusammengezogen, Kind gezeugt, Haus gebaut«, sagt Andrea schmunzelnd. »Das war für mich ein Ankommen.« Allerdings eines mit Tücken. Denn das immer schon angespannte Verhältnis zu ihren Eltern verkomplizierte sich noch mehr.

Zunächst aber überwogen die Vorteile. »Wir hatten die Hoffnung gehabt, die Großeltern kümmern sich dann mal ums Kind, wenn wir in der Nähe wohnen.« Was sie auch taten, allerdings auf eine von Andrea und Frank als sehr vereinnahmend und grenzüberschreitend empfundene Weise: »Das Problem war, dass meine Eltern sich permanent in die Kindererziehung und unsere Ehe einmischten«, erzählt Andrea. »Sie zitierten mich ständig herbei und stellten Suggestivfragen wie ›Seid ihr denn nicht der Meinung, dass es besser wäre, wenn …‹«, ergänzt Frank und verzieht das Gesicht bei der Erinnerung.

In der zweiten Klasse entwickelte die Tochter dann Symptome des Aufmerksamkeitsdefizitsyndroms. »Das kommt mir bekannt vor!«, dachte Andrea damals und vertiefte sich, schon immer höchst wissbegierig, in die Materie. Nach und nach erkannte sie die Zusammenhänge zwischen den Symptomen der Tochter, ihren eigenen Problemen und den Verhaltensmustern innerhalb ihrer Herkunftsfamilie immer klarer: »Je mehr ich über mich und das Zurückliegende wusste, je mehr Selbstreflexion ich für mich entwickelte, desto mehr Parallelen erkannte ich zu meiner eigenen Kindheit.«

Die von ihr als manipulativ empfundene Art ihrer Mutter sieht Andrea heute als mitverantwortliche Ursache ihrer eigenen

Borderline-Erkrankung: »Wenn ich heute sehe, wie meine Mutter ist, dann ist es kein Wunder, dass ich krank wurde.« Schuldzuweisungen und negative Beeinflussung waren schon früh an der Tagesordnung. »Wenn ich meine Mutter fragte, warum ich Einzelkind sei und keine Geschwister habe, dann sagte sie jedes Mal, ich sei immer so krank gewesen.«

»Da war mir alles klar!«

Tatsächlich hatte Andrea schon als kleines Kind als schwere Allergikerin und Asthmatikerin mehrfach längere Zeit in Kliniken verbringen müssen, mit gravierenden Folgen. »Kliniken und Ärzte sind für mich bis heute traumatisch«, stellt sie nüchtern fest. »Deshalb habe ich die meisten Therapien ambulant gemacht.« So auch die multimodale Paartherapie ab 2005, gemeinsam mit Frank, um die Tochter zu unterstützen. Parallel dazu stieg Andrea neu in einen Job ein, als leitende Sachbearbeiterin bei einer Schuldnerberatung. Der Jobwechsel beanspruchte sie überaus, jedoch in positiver Hinsicht. Die Sorge um die Tochter, das große Engagement auf der Arbeit – »immer 150 Prozent geben, war mein Anspruch, und selbst das ist immer noch nicht genug« – sowie das immer problematischer werdende Verhältnis zu den Eltern forderten schließlich ihren Tribut: 2009 erlitt Andrea einen Burn-out, erneut wurde ein Klinikaufenthalt notwendig.

In der Klinik riet man Andrea eindringlich, den Kontakt zu ihren Eltern abzubrechen. Eine komplette Distanzierung aber gelang weder Andrea noch Frank. »Meine Eltern wollten Teil der Familie sein«, erinnert sich Andrea bitter. Der »Grabenkampf« entfachte immer wieder neu. Sie reagierten auf die Bitte, sich aus der Ehe und Kindererziehung herauszuhalten, mit Unverständnis. Die Grenzen zu ziehen, kostete extrem viel Kraft. Zumindest gelang es Andrea und Frank, sich nach und nach ein wenig besser abzugrenzen, auch mithilfe einer stabilisierenden systemischen Familientherapie.

Angespannt ist das Verhältnis aber bis heute. Andreas Vater verstarb im März 2019, seitdem, so empfindet es Andrea, sind die moralischen Ansprüche an sie als Tochter vonseiten der Mutter noch einmal größer geworden. Das regulierende Element in Gestalt des cholerischen Vaters, der der Mutter zuweilen den Mund verboten und Paroli geboten hatte, fällt nun weg.

Aber immerhin hat Andrea mittlerweile eine Klarheit gewonnen, die ihr einen gewissen Halt gibt: ihre Borderline-Diagnose. Irgendwann entdeckte sie auf dem Krankenblatt ihrer damaligen Therapeutin, bei der sie eine tiefenpsychologische Verhaltenstherapie absolvierte, den hingekritzelten Diagnoseschlüssel F60.31. Andrea schlug die Ziffernfolge nach: Borderline-Störung. »Da war mir alles klar!« Ihre psychischen Probleme, die Suchterkrankung – eine häufige und bekannte Begleiterscheinung der Störung –, die mangelnde Impulskontrolle, all das ist nicht einfach vom Himmel gefallen, sondern hat handfeste Gründe. Die vielen abgebrochenen Therapieversuche, die selbstzerstörerischen Drogenexzesse, die Stimmungsschwankungen und Depressionen fußen auf der Tatsache, dass Andrea schon seit früher Jugend an einer Borderline-Persönlichkeitsstörung erkrankt ist, gekennzeichnet unter anderem durch Instabilität, Impulsivität und Affektlabilität, große innere Unsicherheit und intensive, aber zumeist instabile Beziehungen.

Letzteres aber, und das erfüllt sowohl Andrea als auch Frank mit Freude, trifft in ihrem Fall nicht zu, auch wenn es durchaus eine Phase gab, in der ihre Ehe einer harten Prüfung ausgesetzt war.

»Irgendwann war mein Akku leer«

Nach Andreas Diagnose drehte sich zunächst alles um das Thema Borderline. Andrea suchte nach Informationen, las sich gründlich ein und wurde immer wieder mit niederschmetternden Prognosen konfrontiert. »Überall stand: Eine Beziehung mit einem Borderliner kann nicht funktionieren. Man sollte die Flucht ergreifen, wann immer es möglich ist.« Dass sie und Frank zu diesem Zeitpunkt bereits seit 14 Jahren eine stabile Beziehung führten, bestätigte zwar offenbar die Ausnahme von der Regel, bot aber auch Anlass zum Zweifel. War die Entscheidung, nach Stein zu ziehen, falsch gewesen? Wie sollten sie gegenüber den Eltern agieren? Waren sie als Paar noch auf dem richtigen Weg?

Frank konnte mit Andreas unerschöpflichem Wissensdurst nicht mithalten: »Es war anstrengend«, sagt er achselzuckend. »Ich rannte immerzu wissensmäßig hinterher.« Von Andreas Eltern, die auf die Diagnose ihrer Tochter mit Unverständnis reagierten, wurde er immer wieder aufgefordert, Andreas konfrontative Haltung zu unterbinden. »Kannst du nicht endlich machen, dass das besser wird?«, zitiert er die Schwiegereltern. Schließlich führten die ständigen Diskussionen und die immer angespanntere Situation auch zu Streitigkeiten zwischen Andrea und Frank selbst. »Ich konnte das nicht alles abfedern«, sagt Frank heute. »Irgendwann war mein Akku leer. Mir wurde klar, dass ich mich auch mal um mich selbst kümmern musste.« Er ging vier Wochen in eine Klinik im Odenwald, die einem systemischen Ansatz folgt, der vor allem auch den Einfluss des Umfeldes auf die eigene Psyche hinterfragt.

Doch die innere Stärkung, die er durch den Klinikaufenthalt erlangt hatte, hielt nicht lange an. Die Problematiken zu Hause spitzten sich immer weiter zu. Andreas Arbeitsplatz wurde abgebaut und ihre 2012 begonnene Therapie zeigte nicht die erhoffte Wirkung. Als Frau fühlte sie sich von Frank nicht mehr gesehen, worunter sie zusehends mehr litt. Andreas Eltern, die sich erhofft hatten, dass die Therapie alles wieder ins Lot bringen und ihre Tochter endlich »normal« funktionieren würde, sahen nun in Frank den Schuldigen. Auch Andrea, so sagt sie heute im Rückblick, übernahm diese Sichtweise: »Damals dachte ich, Frank muss so sein, wie ich mir das vorstelle, damit er mich dann glücklich macht.«

Die einst so ausgeglichene Beziehung geriet immer weiter in Schieflage. Und der Druck von außen erhöhte sich, von allen Seiten: Sowohl Andrea als auch Frank bekamen von ihren Therapeuten den Ratschlag, die Ehe zu beenden. »Verlassen Sie Ihren Mann, sonst werden Sie krank! Gehen Sie!«, hatte man Andrea schon 2009 in der Klinik geraten.

»Lassen Sie sich scheiden!«, wurde wiederum Frank empfohlen.

Schließlich eskalierten die Probleme und gipfelten darin, dass Frank 2012 nach langen gemeinsamen Beratungen auszog, »in der Hoffnung, dass es mir«, wie er heute zurückblickt, »dann besser geht.«

Aber diese Hoffnung erfüllte sich nicht.

»Sucht ist ein Arschloch«

Mit Franks Auszug stürzte Andrea in ein tiefes Loch, aus dem sie schließlich allein nicht mehr hinausfand. Nach der Diagnose im Jahre 2010 waren für sie die Schicksalsschläge am laufenden Band gekommen: »Job weg, Struktur weg, Mann weg. Allein im Haus mit der Tochter, Zukunftsängste.« Andrea wirkt heute noch gepeinigt bei dieser Aufzählung. Sie war nicht mehr arbeitsfähig, wurde 2012 zunächst befristet berentet. Wie sollte es für sie weitergehen?

Nach 17 drogenfreien Jahren erlitt Andrea einen Rückfall in die Sucht, diesmal mit der synthetischen Droge Chrystal Meth, die extrem schnell zu psychischer und physischer Abhängigkeit führt. »Ich dachte, ich starte noch mal voll durch – aber ich bin exakt dort aufgeschlagen, wo ich vor 17 Jahren aufgehört hatte, fing wieder an zu feiern, in der Party- und Drogenszene.« Andrea schüttelt den Kopf bei der Erinnerung. »Ich hab es kommen sehen, bin sehenden Auges in die Sucht gegangen. Sucht«, resümiert sie mit Bitterkeit in der Stimme, »Sucht ist ein Arschloch.«

Sehr schnell landete Andrea erneut beim intravenösen Gebrauch der Droge, was eine besonders schnelle und intensive Wirkung garantiert, aber auch extrem gravierende Folgen nach sich zieht. Aus Wahnvorstellungen und Halluzinationen entwickelte sich eine Psychose; Andrea hörte Stimmen, sah Spinnen, fühlte sich bedroht und verfolgt. Unter Drogen stehend, wurde sie mehrfach aktenkundig bei der Polizei.

Nach mehreren schlaflosen Tagen und Nächten brachten die Stimmen in ihrem Kopf Andrea dazu, sich die Pulsadern aufzuschneiden; der von Frank verständigte Notarzt alarmierte die Polizei, die wiederum setzte das Ordnungsamt in Kenntnis, das den vorsorglichen Entzug des Führerscheins verhängte. Andrea wurde für 48 Stunden zu ihrem Schutz zwangseingewiesen, das Jugendamt informiert.

Die mittlerweile pubertierende Tochter erlebte ihre Mutter einige Male in vollkommen aufgelösten Zuständen, verbrachte aber auch viel Zeit bei Frank, der natürlich mitbekam, wie schlecht es um Andrea stand. Trotz seines Auszugs hatten Andrea und er innerlich weiterhin eine starke Verbindung, der Kontakt riss nicht ab. »Ich war nicht weg, nur ausgezogen«, erzählt Frank. »Das tägliche Konfliktpotenzial fiel weg, jeder konnte auf sich sehen, sich mit sich selbst beschäftigen.«

Für Andrea aber drehte sich die Abwärtsspirale immer schneller, und schließlich rief sie Frank um Hilfe: »Ich hab es allein nicht mehr geschafft. Und ich habe ihn auch vermisst!«

2014 zog Frank wieder ein, »aber nicht aus Mitleid oder Sendungsbewusstsein. Mir fehlte die Andrea, ein wichtiger Baustein in meinem Leben. Ich wusste einfach: Wir gehören zusammen, und ihr geht es schlecht. Ich muss zurück, und ich will auch zurück.«

»Du zerstörst andere Menschen!«

Und Andrea wollte ihr selbstbestimmtes Leben zurück. Ein Leben mit Frank und der Tochter, ohne die Drogen. Doch die Psychose und die Sucht hielten sie zunächst fest im Griff. Schließlich eskalierte die Situation vollends. Unter dem Einfluss der inneren Stimmen, die ihr permanent etwas einflüsterten, ging sie schließlich eines Nachts ins Zimmer der schlafenden Tochter und versuchte, sie zu würgen. Frank konnte sie davon abbringen und rief den Notarzt und die Polizei. Eine amtliche Betreuung und Unterbringung Andreas wurde vonseiten des Jugendamtes beantragt, am Ende aber nach langen Untersuchungen abschlägig beschieden.

Wenn Andrea heute über diese schreckliche Zeit spricht, hat sie immer noch einen Kloß im Hals. »Das alles ist mit wahnsinnig viel Scham besetzt«, sagt sie leise. »Das war heftig. Aber dann kam das Gefühl zurück: Das ist das Liebste und Beste, das du hast – deine Tochter! Du zerstörst andere Menschen!« Andrea schüttelt den Kopf. »Mir wurde damals schlagartig klar: Solange ich mir nur selbst schade, ist es mir egal, aber als ich meine Tochter anging ... Du überschreitest jetzt die Grenze, wo du anderen schadest.« Jetzt, endlich, gelang es ihr, von den Drogen loszukommen. »Ich hab aufgehört. Punkt. Ich wollte die Kontrolle zurück.«

Schon zuvor hatte Andrea Unterstützung bei der Drogenhilfe gesucht, deren niederschwellige Hilfsangebote allerdings eher auf Junkies und andere Schwerstabhängige ausgerichtet sind. »Und dann kommt jemand wie ich aus dem Reihenhaus ...«, sagt sie und grinst schief. Von 2011 bis 2013 hatte sie eine ambulante Therapiegruppe besucht und sich einer kognitiven Verhaltenstherapie unterzogen, von der sie nach ihrem Rückfall ausgeschlossen wurde. Nun unternahm sie einen neuen Versuch; nach gut einem halben Jahr ergatterte sie gegen große Widerstände erneut einen der seltenen ambulanten Plätze für eine speziell für suchterkrankte Borderline-Patienten entwickelte dialektisch-behaviorale Therapie (DBT-S), einer Psychotherapieform zur Behandlung von Menschen, die zur Selbst- oder Fremdgefährdung neigen. Die hinter ihr liegende schwere Zeit, die erlittenen Restriktionen, das Misstrauen und das Sich-Abwenden der Nachbarn, aber auch einiger Freunde und Bekannten, das »Gesamtpaket hat mich dazu gebraucht, zu sagen: ›Ich zeig es euch!‹«

Und diesmal gelang es ihr dank ihres großen Willens, ihrer Kraft und eines enormen Durchhaltevermögens. Nach zwei Jahren ambulanter Sucht- und Verhaltenstherapie war sie endgültig clean; gefolgt von dreieinhalb weiteren Jahren kognitiver Verhaltenstherapie bei einer niedergelassenen Therapeutin, die sie im Februar 2021 erfolgreich beendet hat.

»Wir halten zusammen, gegen alle Widrigkeiten«

Heute geht es Andrea recht gut: »Ich habe meine Suchterkrankung, die Depression, die Borderline-Erkrankung im Griff, den emotionalen Missbrauch in meiner Herkunftsfamilie unterbrochen und eine liebevolle Beziehung zu meiner Tochter und meinem Partner. Ich habe meine Partnerschaft verloren, wieder neu entdeckt und aufgebaut.« Das Verhältnis zu ihrer mittlerweile schwer an Krebs erkrankten Mutter ist weiterhin schwierig. Ihre Tochter hat das Abitur absolviert und ein Studium begonnen, wohnt aber noch zu Hause. Die drei verstehen sich bestens.

Gemeinsam haben sie die schwierigen Jahre gemeistert und auch die Krisen darin. »Die Zeit hat uns zusammengeschweißt«, sagt Frank und legt den Arm um seine Frau. »Wir halten zusammen, gegen alle Widrigkeiten. Und wir trennen uns nicht, schon gar nicht wegen Kleinigkeiten.«

Ihr uraltes Eheversprechen, das sie sich bei ihrer Hochzeit vor 23 Jahren gaben, haben sie kürzlich erneuert. In guten wie in schlechten Tagen – das gilt immer noch, vielleicht sogar mehr denn je: »Dass jeder für den anderen da ist«, sagt Andrea, und ihre Augen blitzen, als sie hinzufügt. »Ich würde mir für meinen Mann drei Beine abhacken!« Was sie sich allerdings wünscht, sind »mehr wohlwollende soziale Kontakte und ein neues Tätigkeitsfeld, in dem meine Erfahrungen und Fähigkeiten anerkannt und geschätzt werden.«

Frühere Freundschaften sind nach und nach weggebrochen; teils hat Andrea sich auch selbst zurückgezogen, nach vielfältigen enttäuschenden und kränkenden Erfahrungen von Stigmatisierung, Vorurteilen und sozialer Ausgrenzung. Andrea und Frank führen zwar eine sehr stabile Partnerschaft – »Borderliner können das ja angeblich nicht!«, sagt Andrea mit ein wenig Triumph in der Stimme –, fühlen sich als Paar jedoch vereinsamt: »Das Zwischenmenschliche und die sozialen Kontakte sind bei mir, wie auch bei anderen Betroffenen, ein großer Knackpunkt«, führt sie aus. »Und seit meinem Rückfall ist es hier am Ort noch schwerer geworden.«

Hilfreich ist der regelmäßige Kontakt und Austausch mit anderen Betroffenen im »Borderline-Trialog«, einem Beratungsangebot für von der Störung Betroffene, Angehörige und professionell Tätige. Andrea fühlt sich gut informiert, aber private Kontakte oder gar Freundschaften mit Paaren in ihrem Alter sind bislang nicht zustande gekommen.

Das jedoch kann sich noch ändern – die tatkräftige Andrea erwägt seit Neuestem, vielleicht selbst eine entsprechende Gruppe zu gründen. Zuzutrauen ist es ihr ohne Weiteres, denn: »Trotz aller Probleme war und ist die Andrea immer noch ein mitreißender Mensch!«, sagt Frank und lächelt seine Frau an.

»Wir gehören einfach zusammen!«

Martina und Lutz Bollenbach

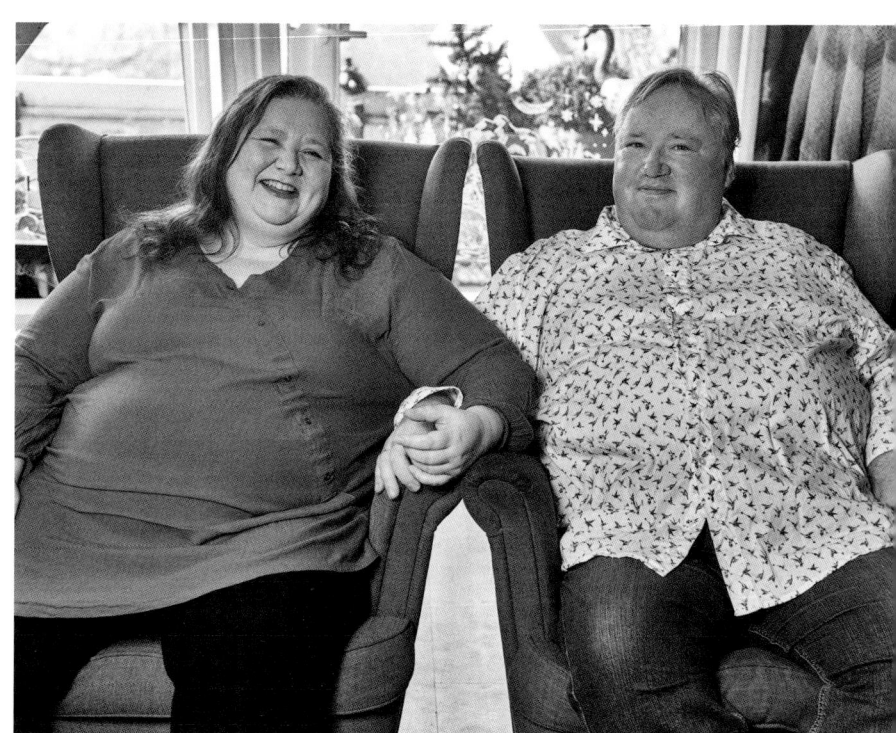

Martina Bollenbach *(47) ist Floristin, ihr Mann*
Lutz Bollenbach *(53) arbeitet als Haustechniker. Sie leben mit ihren beiden Söhnen (20 und 15 Jahre) in der norddeutschen Kleinstadt Bargteheide. 2014 wurde bei Lutz und seinen Söhnen das Asperger-Syndrom diagnostiziert, das zum autistischen Formenkreis zählt. Typisch dafür sind mangelnde Empathie, Einschränkungen im Sozial- und Interaktionsverhalten, intensive (Spezial-)Interessen und das Festhalten an Gewohnheiten und Ritualen. Häufig kommt, insbesondere bei Kindern, noch die Aufmerksamkeitsdefizit-Hyperaktivitätsstörung (ADHS) oder das Aufmerksamkeitsdefizitsyndrom (ADS) dazu, die bis ins Erwachsenenalter andauern können.*

Vier Stockwerke hoch geht es in das Bargteheider Mehrfamilienhaus aus den Siebzigerjahren. Neben der Garderobe stehen gut ein Dutzend paar Sneaker in Reih und Glied, das etwas kleinere Paar Damenturnschuhe sieht dazwischen fast verloren aus. Die Größe der Sneaker und Jacken lässt vermuten, dass es sich bei den Besitzern um große, kräftige Männer handeln muss. »Unsere Schuhe stehen immer neben der Garderobe, egal, wo wir sind, ob zu Hause oder im Urlaub«, sagt Martina mit einem verschmitzten Grinsen. »Sonst finden mein Mann und meine Söhne sie nämlich nicht wieder. Autisten brauchen klare Strukturen und klare Ansagen.« Martina ist eine Expertin in Sachen Asperger-Syndrom, einer Störung des Autismus-Spektrums. Sie kann das Syndrom nicht nur sehr gut erklären und auch seine Nebenerscheinungen, sondern vor allem weiß sie sehr genau, wie man mit Asperger-Autisten umgehen muss. Sie lebt nämlich mit gleich drei Betroffenen zusammen.

Allerdings wusste sie lange Zeit nichts davon, ihr Mann Lutz genauso wenig. »Ich fand mich eigentlich immer in Ordnung«, sagt er und zuckt mit den Schultern. »Und ich habe oft nicht verstanden, was die Leute an mir auszusetzen hatten.«

Martina hingegen ist sehr bald in der Beziehung aufgefallen, dass ihr zukünftiger Ehemann in vielerlei Hinsicht anders reagiert und handelt als andere Menschen. Vor allem, dass er alles sehr wörtlich nimmt und oftmals den tiefer verborgenen Sinn hinter einer Frage oder Bemerkung nicht erkennt. Das hat auch manchmal eine komische Seite: »Wenn ich ihn frage, ob er mir mal das Salz reichen kann, sagt er ›Ja‹. Aber er reicht es mir nicht. Denn ich hab ja nur gefragt, ob er es kann. Nicht, ob er es tut!«

In den Augen außenstehender Menschen wirkt der Umgangston der beiden, der sich aus der Notwendigkeit heraus ergeben hat, klare Ansagen zu machen, manchmal sehr gewöhnungsbedürftig. »Viele Leute finden, dass wir einen sehr ruppigen Umgang miteinander haben. Aber ich habe einfach gelernt, direkt zu sagen, was ich will oder brauche. Ich sag jetzt immer: ›Gib mir das Salz!‹ Das versteht Lutz besser, und ich spare mir Ärger und Enttäuschung über seine vermeintliche Unhöflichkeit. Es ist für uns beide einfach weniger stressig.«

Stressig ist das Zusammenleben dennoch oft genug. Martina hat fast jeden Tag mit einem ihrer drei Männer einen Disput oder Konflikt. Wenn ihr dann der Kragen platzt und sie wirklich böse wird, dann erst begreifen die Männer, dass sie vielleicht zu weit gegangen sind. Manchmal erfährt Martina in solchen Momenten eines der seltenen Zeichen von Zuneigung, die ihre Söhne oder ihr Mann ihr geben; sie kochen ihr Tee oder fragen sie, ob sie etwas haben möchte. »Sonst gehe ich dann einfach raus, trinke einen Kaffee, unternehme etwas für mich allein. Aber das geht jetzt zu Corona-Zeiten ja nicht«, sagt sie und wirkt für einen Moment sehr erschöpft. »Das ist hart. Ich brauche einfach mal die Möglichkeit, mich zurückzuziehen.« Auch ein verlängertes Wochenende allein in einem Hotel, eine wirkliche räumliche Trennung, ist zu Corona-Zeiten nicht drin.

Lutz wird ebenfalls manchmal alles zu viel: »Man kommt nach Hause, hat eigentlich gute Laune, aber Martina hatte mit einem der Jungs Stress und dadurch schlechte Laune. Dann geht irgendwas schief, was man eigentlich gut meinte – und da möchte ich einfach nur meine Ruhe haben.«

»Mir geht es besser, wenn ich meinen gewohnten Trott habe«

Sich zurückziehen, seine Ruhe haben – in der Wohnung besteht diese Möglichkeit für beide nur sehr eingeschränkt. Aber im gemütlichen Wohnzimmer hat Martina sich eine mit halbhohen Regalen abgetrennte Ecke für sich geschaffen, mit einem gemütlichen Sessel, in dem sie Kleidungsstücke und Puppen nach eigenen Entwürfen häkelt und von dem aus sie ihre drei Terrarien mit den Kubanischen Schnecken, den Tausendfüßlern und den Asseln, aber auch den großen Fernseher an der Stirnwand bestens im Blick hat.

Den hat auch Lutz, der vor dem Regal seinen Sitzplatz hat, genau im Auge. Der Lockdown war für den 53-Jährigen, im Gegensatz zu seiner Frau, »das Paradies: überall kaum Leute unterwegs, kein Trubel, Ruhe. Himmlisch!« Im Sessel neben ihm entspannt sich gern auch mal Nils, der ältere Sohn. Der jüngere hält sich lieber in seinem Zimmer auf oder am Esstisch im Wohnzimmer. So können alle zusammen sein, jeder aber auch für sich. Das allein ist schon eine Kunst, geboren aus einer Notwendigkeit heraus.

»Autisten können es nicht leiden, unverhofft berührt zu werden, immer an andere Körper zu stoßen. Früher, als wir noch zwei Sofas hatten, gab es immer Gerangel und Stress deswegen.

Schließlich habe ich entschieden, die Sofas wegzutun und für jeden einen eigenen Sessel anzuschaffen. Seitdem herrscht Ruhe, und alle sind zufrieden«, führt Martina aus. Die Bollenbachs haben es geschafft, sich den begrenzten Platz in ihrem Zuhause genau einzuteilen, damit jeder seinen eigenen Bereich hat.

Auch für den Urlaub hat die Familie einen guten Kompromiss gefunden: »Wir teilen uns jetzt immer auf nach Interessensgebieten«, erklärt Lutz. Wobei Martina und Nils eher die Abenteuerlustigen sind – Lutz hingegen ist im Grunde höchst zufrieden damit, nach der Arbeit als Haustechniker im Krankenhaus zu Hause zu sein und gelegentlich mit dem jüngeren Sohn wandern oder Pilze sammeln zu gehen. »Mir geht es besser, wenn ich meinen gewohnten Trott habe und nichts außer der Reihe passiert, das ist für mich ideal«, bestätigt Lutz. »Ansonsten habe ich da wenig Ambitionen.« Überhaupt fühlt sich Lutz eher dem Jüngeren verbunden, während Martina mit Nils die Freude an kulturellen Unternehmungen teilt; Theater, Kabarett, Besuche im Tierpark, Städtereisen oder Kurztrips ans Meer, das machen die beiden gern zusammen.

Auf Ferienhausaufenthalte verzichten die Bollenbachs mittlerweile. »Wenn ich sage: ›So Leute, zieht euch schon mal an, wir wollen gleich los!‹ – dann stehen gleich drei Leute im Flur und finden ihre Klamotten nicht.« Martina schüttelt den Kopf. »Zu Hause wissen sie Bescheid. Alles, was neu ist, ist jedoch Stress. Alles muss erst mal etabliert werden. Das lassen wir jetzt also.«

Martina sieht selbst sehr zufrieden aus, als sie davon berichtet. Überhaupt hat die patente 47-Jährige ihren Vier-Personen-Haushalt bestens im Griff und eine eigene, komplexe Ordnung darin erschaffen, die den komplizierten Bedürfnissen ihrer Söhne und ihres Mannes gerecht wird. Nur ihre eigenen Bedürfnisse muss sie darin hintenanstellen.

»Ich kriege doch keine Kinder und gebe sie dann weg, nur weil sie schwierig sind!«

Das ist für sie jedoch selbstverständlich. »Früher haben mir die Psychologen immer gern gesagt: ›Lassen Sie Ihre Söhne doch einfach mal selbst klarkommen, Sie übernehmen doch viel zu viel für sie, denken Sie mal an sich selbst!‹ Aber das Problem ist: Sie sind Autisten. Sie kommen eben nicht allein zurecht.« Was sich schließlich auch darin zeigt, dass beide Söhne in den Pflegegrad 2 eingestuft wurden und wie ihr Vater einen Schwerbehindertenausweis bekommen haben. Ohne Martinas Beistand wären ihre Söhne lange nicht da, wo sie heute stehen.

Nils hat vor kurzem sein Abitur bestanden, will demnächst Schauspiel studieren und bewirbt sich derzeit um einen Listenplatz bei den Grünen, um nach Berlin in den Bundestag zu gehen. Der Jüngere bereitet sich auf seinen erweiterten Schulabschluss im kommenden Jahr vor und möchte dann eine Ausbildung zum Gärtner in der Fachrichtung Zierpflanzen machen. »Kakteen sind sein Fachgebiet, das Züchten und Kreuzen von Pflanzen, das ist sein Ding«, erzählt Martina mit Stolz in der Stimme. »Sein großer Traum ist es, später in der Kakteengärtnerei in Erfurt zu arbeiten.« Vielleicht nützt es ihm ja eines Tages, dass sein Vater aus Thüringen kommt, was dessen charmantem Akzent noch deutlich anzuhören ist. »Hätte ich das gemacht, was mir geraten wurde – die Kinder in ein Betreutes Wohnen zu geben oder auf der Förderschule zu belassen –, dann wäre es nie so weit gekommen«, sagt Martina sachlich. Aber dann brechen die Emotionen sich doch Bahn: »Ich kriege doch keine Kinder und gebe sie dann weg, nur weil sie schwierig sind oder eine Behinderung haben!«

Ihr unermüdlicher Einsatz hat sie viel Kraft gekostet. Und es hat sehr lange gedauert, bis sie und Lutz, aber auch die Söhne verstanden haben, was genau die Ursache der vielfältigen Probleme der drei männlichen Familienmitglieder ist.

»*Das ist der Mann, den ich heiraten werde!*«

Kennengelernt haben sich Lutz und Martina 1997. Lutz, 1967 in Jena geboren, war als junger Mann aus der DDR geflüchtet und arbeitete in Hamburg als Fernmeldetechniker; Martina, sechs Jahre jünger, lebte damals noch als Floristin in ihrem Geburtsort Kiel. »Mir hatten damals immer alle gesagt: ›Du kriegst nie einen ab, deine Ansprüche sind einfach zu hoch‹«, sagt Martina und lacht bei der Erinnerung. »Nur meine Oma sprach mir immer gut zu: ›Wenn der Richtige kommt, wirst du es schon wissen.‹« Und so kam es dann auch: Martina hatte Urlaub und besuchte ihre Schwester in Hamburg. Eines Abends saß sie mit ihr in einer Szenekneipe an der Bar, als Lutz mit einem Freund hereinkam. »Ich sah ihn und dachte: Das ist der Mann, den ich heiraten werde! Es war einfach so. Und dann hat sein Freund das Ganze angebahnt, und wir haben uns kennengelernt!« Martina grinst zufrieden, und auch Lutz, der meist ruhig neben ihr sitzt, ohne eine Miene zu verziehen, lächelt kurz.

Wie das Leben so spielt, hatte Lutz seinerzeit einen Auftrag als Bauleiter für die neue Fernmeldetechnikinstallation an der Kieler Fachhochschule. Schon am nächsten Tag stand er vor Martinas Haustür in Kiel-Gaarden. Und von da an waren die beiden eigentlich unzertrennlich.

Lutz machte sich, wie es so seine Art ist, keinen großen Kopf um Gefühle, sondern nahm die Dinge eher als gegeben hin. So schlug er pragmatisch wie immer vor: »Wenn wir in zwei Jahren noch zusammen sind, dann heiraten wir!« Was dann auch geschah. Zur Familiengründung zogen die Frischgetrauten nach Bargteheide, eine wachsende Kleinstadt, schön im Grünen zwischen Hamburg und Lübeck gelegen. Beide fanden dort gute Jobs in ihren Berufen und eine passende Wohnung, die sich für die geplante Familiengründung bestens eignete.

Lutz' Asperger-Autismus war um die Jahrtausendwende noch kein Thema und die Diagnose noch in weiter Ferne. »Mir war natürlich sehr klar, dass er viele Dinge anders macht als andere und auch anders ist«, erzählt Martina. »Mich hat es aber nicht gestört.« Aber hat es sie auch angezogen? Martina wiegt den Kopf. »Vielleicht – es hat einfach gepasst: Lutz war ehrlich, ich konnte mich auf ihn verlassen, und meine Familie war genau das Gegenteil. Das war mir am wichtigsten.«

Dabei gibt es einiges, das stören könnte. Die Art, wie Lutz mit Dingen umgeht, zum Beispiel. Er nimmt alles sehr wörtlich, was ihm aber selbst nicht bewusst ist. Und er lacht über Dinge, die andere unmöglich, zumindest überhaupt nicht witzig finden. »Andere Leute fragen Martina manchmal: ›Wie hältst du das bloß mit diesem Mann aus?‹«, sagt Lutz und zuckt mit den Schultern.

Und wie hält Martina das aus? Sie lächelt. »Es passt halt«, sagt sie. Dabei wusste sie lange Zeit nicht, dass Lutz' vermeintliche Andersartigkeit einen psychiatrisch relevanten Hintergrund hatte. Erst als Nils, der ältere Sohn, auf die Welt kam, beobachtete sie Parallelen in der Art, wie er und ihr Mann auf bestimmte Dinge reagierten. Zum Beispiel im Hinblick auf Geräusche. Der Junge schrie unentwegt, morgens, wenn er aufwachte, abends, wenn er zu Bett gebracht wurde. »Klar gibt es Schreibabys. Aber er war kein Schreibaby«, sagt Martina energisch. »Das wusste ich einfach.« Man könne einem Kind auch angewöhnen, dass es schreit, damit es Aufmerksamkeit bekommt, erklärte ihr der Kinderarzt damals nahezu vorwurfsvoll. »Aber ich wusste genau, dass etwas anderes dahintersteckte! Ich wusste bloß nicht, was!«

Sie beobachtete, dass der Junge unter anderem auf unbekannte Geräusche panisch reagierte – ähnlich wie Lutz, der extrem schreckhaft ist, ängstlich und äußerst nervös, wenn Geräusche ihn beunruhigen. »Dann kann ich mich auf nichts anderes mehr konzentrieren«, sagt er. »Ich höre zwar noch, dass jemand mit mir spricht, aber ich verstehe nicht, was gesagt wird, weil ich immerzu auf das Geräusch im Hintergrund achten muss. Dann muss ich hundertmal nachfragen. Das finden die Leute auch immer seltsam.«

»Dann hab ich gesagt: ›Das kommt von meinem Mann!‹«

Heute, mit ihrer jahrelangen Erfahrung und den vielen Kursen, die sie zum Thema Autismus besucht hat, weiß Martina, dass bei vielen Autisten Urinstinkte und Urängste, die man früher in der Steinzeit hatte, extrem ausgeprägt sind, unter anderem der Geruchs- und der Hörsinn. »Für kleine Kinder ist die einzige Möglichkeit, darauf zu reagieren, zu schreien. Um Hilfe zu schreien«, sagt sie. »Und das habe ich bei Nils instinktiv verstanden – dass er vor Angst schreit.« Aber da war sie leider die Einzige. Kein Kinderarzt, kein Therapeut stellte über Jahre hinweg die richtige Diagnose. Stattdessen hieß es, zu Hause bei den Bollenbachs stimme etwas nicht, die Kinder hätten Entwicklungsstörungen.

Beide Söhne fanden keinen Anschluss, kamen in der Kita und der Schule nicht zurecht. Der Jüngere litt schon als Kleinkind massiv unter der Aufmerksamkeitsdefizit-Hyperaktivitätsstörung. »Jeden Tag rief jemand an, beschwerte sich über meine Kinder«, berichtet Martina. »Andauernd musste ich sie wieder aus der Schule abholen, weil sie ein anderes Kind geschlagen, Spielzeug zerbrochen hatten oder herumgerannt waren.« Die angebotenen Familienhilfen griffen nicht, ob es sich nun um Frühförderung oder andere Maßnahmen handelte. »Man kann Autisten auch im negativen Sinne manipulieren, indem man die Schrauben an der richtigen Stelle dreht«, sagt Martina achselzuckend. Wobei sie niemandem Absicht unterstellt, sondern Unwissenheit.

Als die Probleme des jüngeren Sohnes, sich in der Schule zu integrieren, in der dritten Klasse immer massiver wurden, folgten mehrere Klinikaufenthalte beider Kinder und diverse Therapieansätze. Schließlich fanden die Bollenbachs eine Psychologin, die beim jüngeren Sohn zum ersten Mal einen Test auf Autismus machen ließ. Der Verdacht bestätigte sich, und Martina drängte darauf, auch Nils testen zu lassen: Bei beiden Jungen wurde das Asperger-Syndrom diagnostiziert. »Dann hab ich gesagt: ›Das kommt von meinem Mann, denn der ist genauso‹«, erzählt Martina. Und so wurde auch Lutz getestet, mit positivem Ergebnis. Das machte es den Kindern leichter, ihre Diagnose anzunehmen. »Sie wussten dann, Papa ist auch so, das war dann klar.«

Die Therapeuten erklärten, mit der Diagnose würde nun alles besser werden – aber dem war nicht so. Die Schulprobleme des Jüngeren potenzierten sich. Martina, die als 450-Euro-Kraft in einem Supermarkt zunächst die Blumenpflege innehatte, übernahm die Salatbar und schließlich in Vollzeit die gesamte Floristikabteilung. Doch nahezu täglich wurde sie angerufen: »Holen Sie das Kind aus der Schule ab! Ihr Sohn benimmt sich wieder unmöglich, das geht gar nicht!« Und ebenfalls nahezu täglich kam eines der Kinder weinend auf dem Schulweg vorbei, weil es wieder einmal gemobbt worden war. Die Jungen mussten ständig zu allem angehalten werden – typisch für Autisten, war es ihnen nicht möglich, täglich notwendige Abläufe zu automatisieren, ob es nun um Aufstehen, Anziehen oder Ranzenpacken ging. Lutz' Arbeitsstelle wurde umstrukturiert, in der Folge entwickelte er eine Depression. Irgendwann wurde die Belastung einfach zu groß, 2016 brach Martina zusammen und wurde selbst in eine Klinik eingewiesen.

Acht Wochen verbachte sie dort, acht schwierige Wochen, in denen Lutz wiederum zu Hause einigermaßen mit den Kindern über die Runden kam. Zeitweise waren beide Söhne in dieser Zeit in einer Fachklinik, die der Jüngere dann aufgrund seines scheinbar störrischen Verhaltens wieder verlassen musste. Lutz ließ sich krankschreiben – und war heilfroh, als Martina endlich zurückkam und wieder übernehmen konnte oder musste, natürlich. Die karge Erholung, die Martina in der Klinik gewährt worden war, löste sich in Luft auf, und alles war wieder wie zuvor. Mit dem Unterschied, dass Martina ihre Arbeit schließlich aufgeben musste.

»Mehr als das, was er macht, geht nicht«

Doch Martina gab nicht auf und kämpfte sich durch – für sich und für ihre Familie. Als der jüngere Sohn auf eine Waldorf-orientierte Förderschule geschickt wurde, in der er zwar Tänze und Beete bearbeiten lernte, aber weder Grammatik noch all die anderen Dinge, die Martina für ein eigenständiges Leben in der Gesellschaft als notwendig erachtet – »›Mama‹, klagte er, ›ich lern hier gar nichts, ich will doch was lernen!‹« –, da setzte sie sich dafür ein, dass er wieder auf eine reguläre Gemeinschaftsschule kam. Nils hingegen hatte aufgrund seines Sozialverhaltens nur eine Empfehlung für die Hauptschule erhalten. Sein Glück war wiederum – neben der kämpferischen Fürsorge seiner Mutter –, dass seinerzeit die Hauptschulen aufgelöst und mit Gemeinschaftsschulen zusammengeführt wurden. Dadurch wurde der Junge mehreren Intelligenztests unterzogen, die allesamt immer wieder dasselbe, für Außenstehende – nicht aber für Martina – erstaunliche Ergebnis zeigten: Das Kind gehört auf ein Gymnasium. Dort gelang die Integration schließlich hervorragend, weil alle, Lehrer, Therapeuten und die Familie, am selben Strang zogen.

Eines der größten Probleme sieht Martina darin, dass es nur sehr wenige Erzieherinnen, Ärzte und Therapeuten gibt, die sich mit Autismus auskennen. Es gelang ihr damals nicht, eine Tagesmutter für den jüngeren Sohn zu finden, da niemand für den Umgang mit Autisten ausgebildet war. Und oftmals bekam sie Ratschläge, die ihr wenig oder gar nicht weiterhalfen: »Lassen Sie Ihren Sohn das mal alles allein machen! Er kommt nur nicht zurecht, weil Sie ihm immer unter die Arme greifen!« Dabei weiß sie, dass das nicht stimmt.

Nur durch die enge Bindung zwischen ihr und Nils gelang es ihr, davon ist sie überzeugt, den Jungen aus seinem inneren Schneckenhaus herauszulösen und seine Fähigkeiten zur Entfaltung zu bringen. Bis heute schafft es nur sie, in Krisensituationen zu ihm durchzudringen, die zum Glück immer seltener werden. »Ich möchte, dass meine Kinder selbstständig allein leben können«, sagt Martina mit fester Stimme. »Das ist für mich das Wichtigste überhaupt.« Und dafür tut sie alles, was ihr nur möglich ist. Ihre Strategien allerdings musste sie sich allein erkämpfen und die Last auf ihren Schultern tragen. Lutz war ihr, gerade, als die Kinder noch kleiner waren, keine große Hilfe. »Meine Eltern schimpften ständig, er solle sich mehr einbringen«, erzählt Martina. »Aber ich wusste: Mehr als das, was er macht, geht nicht.«

Die Kinder wurden wegen ihres unangepassten und schwierigen Verhaltens – und damit auch die Eltern, insbesondere Martina – ständig missbilligend beäugt. »Die Leute fanden natürlich immer, die Kinder seien schlecht erzogen, weil sie niemanden angucken und keinem die Hand geben« – ein für Autisten typisches Verhalten, das oft auf Ablehnung stößt. Die fortdauernde Kritik von verschiedenen Seiten führte dazu, dass sich die Kontakte zu anderen Menschen, auch zur übrigen Familie, mehr und mehr reduzierten. Heute leben die Bollenbachs relativ isoliert, die meisten Freundschaften haben sich in Luft aufgelöst. Kennen sie andere Paare mit ähnlich gelagerten Problemen? Martina schüttelt den Kopf. »Leider nicht. Das wäre schön.«

Lutz nickt. »Ich war ja mal in einer Gruppentherapie mit anderen Autisten, da fühlte man sich, als wenn man lauter Brüder hätte: ›Ach, das ist bei dir auch so?‹ Aber dabei blieb es dann auch.«

Martina begegnen zumindest oft Eltern mit autistischen Kindern, nicht zuletzt, seit sie in einer offenen Ganztagsschule Kurse anbietet. »Die Eltern wundern sich immer, warum ich so gut mit ihren Kindern zurechtkomme und genau weiß, was die brauchen und wie ich mit ihnen umgehen muss. Aber ich habe ja gleich drei von der Sorte zu Hause!« Sie grinst.

Lutz hingegen hatte sich früher nie einen Kopf um seine Eigenarten gemacht: »Ich hab mich nur gewundert, warum ich auf manche Leute so komisch wirke, dass die den Kontakt zu mir abbrechen. Aber ich war eigentlich ganz zufrieden mit mir und kam gut allein mit mir zurecht. Ich fand nichts an mir falsch.«

Schließlich war Lutz nicht mehr allein, als er mit Martina eine Familie gründete. Und das führte dann auch zu Problemen. »Ich hatte eben für viele Dinge kein Empathie-Verständnis«, erklärt er. Ob er ein Beispiel nennen kann? Lutz sieht Hilfe suchend zu Martina. »Das hat mir meine Frau eben noch erklärt«, sagt er, und Martina muss lachen. »Also, zum Beispiel: Eines der Kinder fällt hin und weint, und ich sitze auf der Bank und lache darüber, statt hinzugehen und ihm aufzuhelfen. Oder es zu trösten.«

Martina rollt mit den Augen: »An unserem Hochzeitstag – der Jüngere war noch nicht geboren – hatte ich Essen gekocht und goss gerade die Kartoffeln ab, da kam Nils angeflitzt, schlug auf die glühend heiße Herdplatte und rief: ›Wo ist der Topf?‹ Natürlich hat er sich furchtbar die Hand verbrannt und ich saß da mit dem schreienden Kind und versuchte, die Hand zu kühlen.«

Als sie ihren Mann jedoch fragte, was sie denn nun machen sollten, ob sie mit dem Jungen zum Arzt müssten, sagte dieser nur: »Es wurde gesagt, es gäbe jetzt Essen, also essen wir jetzt erst mal.« Sie fuhren danach mit dem Jungen ins Krankenhaus, im Grunde zu spät, denn die Verbrennungen mussten langwierig und aufwendig behandelt werden.

»Ich frage mich dann immer, warum sie sich gerade so anstellt«

Führen solche Situationen zu Problemen innerhalb der Beziehung? »Natürlich, in solchen Momenten, wenn von Lutz dann nichts kommt und ich ganz allein damit dastehe, dann ist das ziemlich schlimm«, sagt Martina ehrlich. »Ich habe dann niemanden, den ich ansprechen kann, der mir hilft.« Wie sie solche Konflikte lösen? Martina holt Luft. »Dann knallt es meistens«, sagt sie offenherzig. »Oder ich renne ins Schlafzimmer und heule mich aus.« Und Lutz? »Der macht meistens das weiter, was er gerade gemacht hat«, erklärt Martina.

Lutz zuckt mit den Schultern. »Ich frage mich dann immer, warum sie sich gerade so anstellt.«

Hineinversetzen in sie kann er sich nicht, das weiß auch Martina. »Er merkt auch gar nicht, wenn er verletzende oder kränkende Äußerungen macht«, sagt sie. Genau wie die beiden Söhne.

Meistens nimmt Martina das gelassen hin, aber manchmal, wenn sie nicht so gut drauf ist, gelingt es ihr nicht, dergleichen an sich abperlen zu lassen. In solchen Momenten wird es schwierig. »Und wenn einem dann noch die Therapeuten erklären: ›Frau Bollenbach, das liegt am Autismus, dafür müssen Sie Verständnis haben‹, dann denke ich mir: Ja doch, ich habe Verständnis, ich habe für alle drei Verständnis. Aber wer hat eigentlich für mich Verständnis?«

Und, wer hat für sie Verständnis? »Eigentlich keiner«, antwortet sie und muss herzhaft darüber lachen. Das steckt sie mithilfe ihrer eigenen Therapiestunden weg, in denen sie lernt, ihren eigenen Umgang mit den täglichen Schwierigkeiten zu finden. Kraft holt Martina sich auch seit über zwanzig Jahren in ihrer ehrenamtlichen Arbeit in der evangelischen Kirchengemeinde, zudem leitet sie seit einiger Zeit Nachmittagskurse in einer Schule. »Wenn ich dann merke: Okay, es gelingt mir mühelos, 25 Kinder zu bespaßen, dann weiß ich wieder, dass es nicht an mir liegt, wenn es hier zu Hause nicht so gut klappt.« Von den Kindern in der Schule bekommt sie viel zurück: »Da hole ich mir meine positiven Sachen. Da bekomme ich gleich ein Feedback, die Kinder sagen mir, was sie gut finden, und das ist genau das, was mir hier zu Hause fehlt.«

Das fehlende Feedback, die mangelnde Resonanz – ein schwieriges Dauerthema. Zum Glück merkt Martina immer wieder, dass sie weder ihrem Mann noch den Söhnen egal ist – nur zeigt sich das anders, als es gewöhnlich üblich ist. Martina freut sich immer noch sichtlich, als sie erzählt, dass Nils neulich, nachdem sie ihm für einen Theaterauftritt einen Haarschmuck geflochten hatte, bei Instagram postete: »Der Haarschmuck ist von meiner Mutter, der weltbesten Floristin!« Das, sagt Martina, wiege die negativen Aspekte des Zusammenlebens immer wieder auf, denn derlei Anerkennung und Liebesbeweise kommen immer wieder, von allen dreien.

»Ich habe ja schon immer gesagt, du bist die beste Floristin überhaupt!«, fällt Lutz ein. »Schon als wir uns kennenlernten! Als sie sagte, sie sei Floristin, hab ich gerufen: ›Prima, dann brauche ich dir ja keine Blumen kaufen!‹« Was er aber doch gelegentlich macht, zu Martinas Entzücken.

»Ich würde keinen anderen Mann wollen«

Finanziell kommen sie gut über die Runden. Lutz verdient nicht schlecht, und das Pflegegeld, das sie für die beiden Söhne bekommen, das hilft auch.

Es gibt oft auch Anlass zur Erheiterung. »Die haben ja auch ihren Humor«, sagt Martina. »Nur auf einer anderen Ebene, die anderen Menschen nicht gleich ersichtlich ist.« Wie Lutz fehlt den beiden Söhnen ebenfalls das Gefühl dafür, wie sie auf fremde Menschen wirken und mit ihnen umgehen sollten.

Bei allen Schwierigkeiten aber: Die Bollenbachs halten zusammen. »Ich würde keinen anderen Mann wollen«, sagt Martina. Was sie aneinander bindet? »Das Gefühl. Wir gehören einfach zusammen!« Sie schätzt an Lutz nach wie vor seine Zuverlässigkeit und seine Ehrlichkeit.

Lutz hingegen rechnet Martina ihre Geduld hoch an: »Diese Geduld, die sie mit uns dreien hat – das war mir früher nicht so bewusst. Aber mit der Zeit wird mir immer mehr klar, was sie alles aufbringen muss.« Auch ihn hält die Familie, das starke Zusammengehörigkeitsgefühl. Und beide freuen sich schon sehr auf die Zeit, wenn die Söhne flügge sind und sie als Paar mehr Zeit für sich haben, etwas gemeinsam zu unternehmen, Ausflüge, kleinere Reisen. Als sie sich kennenlernten, hatte Martina noch ein Motorrad, Lutz besaß einen VW-Bus, aber, wie Lutz mit einem Grinsen anmerkt: »Wir haben unseren Fuhrpark gegen die Kinder getauscht!«

Vielleicht geht da aber in Zukunft noch was. Denn bei den Bollenbachs ist vieles möglich – auch das, was unmöglich erscheint.

»Ich habe gelernt, mich selbst zu stoppen«

Sandra Rummler und Renate Försterling

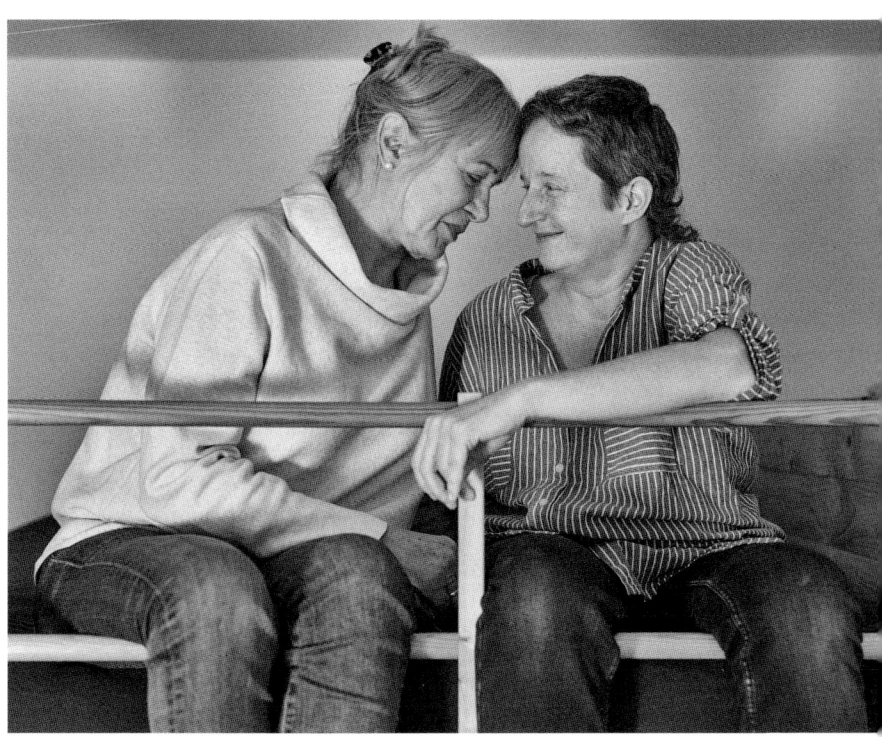

Sandra Rummler *(44), ausgebildete Grafikdesignerin, ist aufgrund ihrer bipolaren Störung seit knapp zehn Jahren berentet und arbeitet seither vermehrt an ihren eigenen Zeichnungen und Bildern. Ihre Partnerin* **Renate Försterling** *(74), Fachärztin für Innere Medizin, Sexualmedizin und, Psychotherapie, hat sich in ihrer Praxis auf die Behandlung und Beratung transidenter Menschen spezialisiert, wobei ihr die eigene biografische Erfahrung durchaus von Nutzen ist. Beide leben in ihrer gemeinsamen Wohnung in Berlin-Schöneberg.*

Sonnenlicht flutet durch die offen stehenden Flügeltüren in den geräumigen Flur und beleuchtet ein Ergometer, das gleich hinter der Wohnungstür steht. »Das benutzt Sandra fast jeden Tag!«, sagt Renate mit ein wenig Stolz in der Stimme und nickt zu ihrer Lebensgefährtin hinüber. Sandra lächelt. Die 44-Jährige mit den kurzen Locken und den braunen, blitzenden Augen wirkt sportlich und fit, aber ihre Partnerin steht ihr darin kaum nach. Dreißig Lebensjahre trennen die beiden Frauen, doch das fällt nicht unbedingt gleich auf – und auch nur manchmal ins Gewicht. Dann nämlich, wenn es um Erfahrungswerte und Fragen der Sozialisation geht. Sandra ist 1976 in Ostberlin geboren worden, Renate, von Sandra liebevoll Reni genannt, 1946 in Heidelberg. Unterschiedlicher geht es kaum, aber das macht die Beziehung auch spannend.

Die helle Berliner Altbauwohnung mit ihren vier Zimmern, der behaglichen Wohnküche und dem großen Bad wirkt freundlich und einladend. Sandra und Renate haben viel Platz, aber den brauchen sie auch. Und fast wäre die Platzfrage ein Hinderungsgrund gewesen, zusammenzuziehen. Denn eigentlich fanden die beiden Frauen es in den ersten Jahren ihrer Partnerschaft gut, dass jede von ihnen eine eigene Wohnung und ihren eigenen Raum hatte.

Aber nach sieben Jahren Beziehung in zwei Wohnungen verlor Sandra ihre Stelle als Hauswartin und die von ihr bis dahin im Gegenzug kostenlos bewohnte Wohnung wurde verkauft. Kurzerhand wagten die beiden Frauen – trotz aller Vorbehalte – den Schritt, zusammenzuziehen. »Von mir kamen die größeren Widerstände«, gibt Reni offen zu. »Ich hatte eine schlimme Scheidung hinter mir, das Zusammenleben war schrecklich gewesen, vor allem am Ende. Danach wollte ich es lieber wie Simone de Beauvoir halten, die ja nie mit Jean-Paul Sartre zusammengelebt hatte, und fand, man müsse sich das ja nicht antun, die ganzen Körpergerüche und Banalitäten.« Sie muss lachen. »Aber dann haben wir uns eben doch getraut.«

Allerdings kostete sie das einen hohen Preis, vor allem Reni, die bis dahin als Psychotherapeutin und Sexualmedizinerin zu Hause gearbeitet hatte und nun ihre Praxis, spezialisiert auf die Behandlung vor allem von transidenten Personen, auslagern musste. Vorher hatte sie die komfortable Situation genossen, sich in der eigenen Wohnung vor dem ersten Termin rasch noch einen Kaffee machen und eine Dusche nehmen zu können. »So viele Jahre lang hatte ich den Ausblick aus meinem Arbeitszimmer geliebt, jedes Eichhörnchen auf der hohen Birke dahinter gekannt. Das war dann schon eine harte Umstellung für mich. Aber sie hat sich gelohnt.«

»Ich wollte wissen, was sich für ein Wesen dahinter verbarg«

Bei Sandra hatte es 2010 bei ihrer ersten Begegnung sofort gefunkt, bei Reni ein wenig gedauert. Eine gemeinsame Freundin hatte Reni zu einem Street-Art-Event mitgenommen, bei dem Sandra als Sprayerin aktiv gewesen war. »Unter ihrem für die Sprayer-Szene typischen Kapuzenpullover lugten zwei wache Augen hervor, die fielen mir auf. Ich wollte wissen, was sich für ein Wesen dahinter verbarg«, Reni lacht bei der Erinnerung.

Das Wesen, das sich dahinter verbarg, hatte manch eine Überraschung zu bieten. Das erste Mal stutzte Reni, als Sandra sich einen Pullover mit einem überdimensionierten Reißverschluss zulegte, der überhaupt nicht zu ihr zu passen schien. »Da stimmt doch was nicht!«, dachte sie damals, amüsierte sich jedoch eher über Sandras seltsame Einfälle und ihren Hang, sich auf Reisen in ferne Länder immer neue, bunte Handtaschen zuzulegen, die sie dann nie benutzt. Was Reni aber zusehends mehr auffiel, war Sandras psychische Instabilität. Gerade zu Anfang der Beziehung gab es ein paar Situationen, in denen Sandra ein exzessives Verhalten an den Tag legte. »Ganz zu Anfang wohnte ich in Tempelhof in einem ausgebauten Dachgeschoss, und bei einem Konflikt, der in einen großen Streit mündete, drohte Sandra schließlich, sich vom Dachstuhl zu stürzen. Ich war stinksauer!«, erklärt Reni. »Wirklich stinksauer!« Allerdings habe sie diese Verhaltensweisen damals eher als neurotisch gedeutet, erklärt sie. Aber hat sie das damals nicht irritiert?

»Doch!« Reni nickt entschieden. »Zumal ich vorher schon einmal eine Beziehung zu einer jüngeren Frau hatte, die an einer ausgeprägten Borderline-Störung litt. Damals habe ich gelernt, dass ich mich auch zurückziehen kann, wenn es nötig ist.« Und warum hat Reni sich nicht von Sandra zurückgezogen? »Wenn es so weitergegangen wäre, hätte ich das sicherlich getan«, sagt Reni nüchtern und bläst sich eine blonde Strähne aus der Stirn. Aber was hat sie gehalten? »Na, Sandra«, erklärt Reni und lächelt ihre Freundin an.

»Da wusste ich sofort: Das habe ich auch!«

Auch Sandra hatte zu Beginn der Beziehung so ihre Befürchtungen, weil ihre berufliche Situation zu der Zeit völlig miserabel aussah. Mit Mitte dreißig – in einem Alter, in dem sich andere gerade dazu aufschwingen, die Karriereleiter zu erklimmen – bezog sie Hartz-IV und wurde kurz danach aufgrund psychischer Probleme berentet. »Das ist ja nicht so der Bringer«, sagt sie. Dabei war die bipolare Störung damals noch gar kein Thema; vielleicht auch, weil sie noch nicht diagnostiziert worden war, sondern die Ärzte von Depression sprachen.

Mit 16 oder 17 Jahren hat die Erkrankung begonnen. Zuerst zeigte sie sich als sehr schwere Depression, die damit endete, dass Sandra im Alter von 18 Jahren, gerade von zu Hause ausgezogen, versuchte, sich das Leben zu nehmen. »Aber ich habe nicht im Affekt gehandelt, sondern es sehr gut vorbereitet: Abschiedsbriefe geschrieben, der Katze reichlich Futter hingestellt, Medikamente gesammelt, die mich definitiv töten sollten. Eigentlich war es ein versuchter Bilanzselbstmord, den normalerweise nur ältere Personen unternehmen.« Nur, dass es nicht funktionierte. Nach dreißig Stunden wachte Sandra wieder auf. »Sollte wohl noch nicht sein«, sagt sie und lacht.

Heute, mit reichlich Abstand, sieht sie ihre damalige Situation relativ gelassen. Sie kämpfte sich ins Leben zurück und versuchte, mit den Höhen und Tiefen umzugehen. Die nächste Krise kam, als Sandras erste Beziehung nach neun Jahren zerbrach. Massive Schlafstörungen traten auf, fast drei Jahre lang konnte Sandra so gut wie gar nicht mehr schlafen, oftmals mehrere Tage hintereinander. Akustische und optische Halluzinationen quälten sie; weder Alkohol noch Marihuana halfen weiter. Mit Müh und Not beendete sie ihre Ausbildung zur Grafikdesignerin beim renommierten Berliner Lette-Verein. Danach brach sie vollends zusammen und landete mit einer doppelseitigen Lungenentzündung im Krankenhaus. Ein beginnendes Rheuma zeigte sich und ihre Blutwerte waren katastrophal.

Währenddessen bekam sie erstmalig Antidepressiva, die dem Schlafentzug zunächst ein Ende bereiteten. Wenig später rutschte Sandra erneut in eine Depression, die auch als solche diagnostiziert wurde. Doch Sandra hatte nicht das Gefühl, dass ihr Problem damit hinreichend erkannt war. »Und dann sah ich einen Film über Schlafstörungen, in dem bipolare Menschen von ihrer Störung erzählten, und da wusste ich sofort: Das habe ich auch!«

Vor allem die Mischzustände erkannte sie wieder: Phasen, in denen sie nicht nur entweder manisch oder depressiv ist, sondern nicht schlafen kann und zugleich eine gesteigerte Aktivität an den Tag legt. Sie leidet immer wieder unter starken Stimmungswechseln; an manchen Tagen gelingt es ihr kaum, aufzustehen, weil ihr alles sinnlos erscheint und sie ganz traurig ist. An anderen Tagen ist sie extrem unkonzentriert, nervös, gereizt und extrem euphorisch. Durch dieses ständige Hin und Her kann sie sich selbst oftmals nicht einschätzen und gerät bei geringsten Anlässen unter Druck. Manchmal lösen zwei Arzttermine an einem Tag eine mittelschwere Krise bei ihr aus.

Schließlich fand sie einen Psychiater, der ihr die eigene Diagnose bestätigte – eine enorme Erleichterung. Seitdem geht es langsam, aber sicher aufwärts.

»Ich hatte große Angst vor der sogenannten Transition, aber den Mut, es zu machen«

War auch Sandras Erkrankung ein Hinderungsgrund, zusammenzuziehen? Beide schütteln energisch den Kopf. »Nein, auf gar keinen Fall«, stellen sie fest. Ohnehin haben beide nicht das Gefühl, dass die bipolare Störung ihre Beziehung dominiert oder auseinanderbringen könnte. Mittlerweile, sagt Sandra, schätzt sie den Anteil, den ihre Erkrankung an ihrer Persönlichkeit ausmacht, auf nur noch zehn Prozent. Und ihr Umgang damit hat sich verändert.

Ist es für Reni durch ihre medizinische und psychotherapeutische Ausbildung einfacher, das Krankheitsbild genauer zu erkennen und damit umzugehen? Reni schüttelt den Kopf. »Nein, das nicht«, sagt sie. »Ich hatte bis zu unserem Kennenlernen wenig Berührungspunkte damit gehabt.« Während ihres Medizinstudiums in den Siebzigerjahren war ihr ein Dozent begegnet, der alle begeisterte, ein höchst aktiver, charismatischer Mensch, der auf dem Höhepunkt seines Schaffens plötzlich einen psychischen Zusammenbruch erlitt und verschwand. Das hat sie nachhaltig geprägt.

Reni war in ihrem Leben als Mann zeitlebens immer unglücklich gewesen, ihren Entschluss, ihr weiteres soziales Leben als Frau zu leben, hatte zwar eine schmerzhafte Scheidung, den Kontaktabbruch zu ihren beiden Töchtern und große wirtschaftliche Ängste zur Folge gehabt, war von ihr aber dennoch als große Befreiung erlebt worden. »Ich hatte große Angst vor der sogenannten Transition, aber den Mut, es zu machen. Weil mein Leiden vorher unerträglich geworden war und ich keinen anderen Ausweg sah«, sagt sie.

Und sie hat in gewisser Hinsicht Glück gehabt, denn ihr »Passing« gelang hervorragend: Ihre Erscheinung weist heute keinerlei maskuline Attribute auf; wüsste man es nicht, dann würde man nicht merken, dass Reni früher in einem männlichen Körper durchs Leben ging. Das hat ihr immer erlaubt, sich nur dann zu outen, wenn sie es selbst für sich entschied. Dennoch: »Ich fühlte und fühle mich aber trotzdem defizitär, wählte das kleinere Übel. Auch in meinem Selbstbild fehlen mir wichtige biografische Episoden der Frauwerdung und natürlich der ganze reproduktive Komplex.« So empfindet sie ihre Transidentität auch »als ein Handicap, als eine Art Behinderung, und das bringt mich in eine größere Nähe zu anderen Menschen mit psychischen Problemen«, erklärt sie. Auf schwierige Situationen, in denen Sandras bipolare Störung in den Vordergrund tritt, kann sie relativ gelassen reagieren.

Auch in beruflicher Hinsicht konnte sie aus ihrer eigenen biografischen Erfahrung schöpfen. »Der kritische Blick auf mich selbst hat offenbar etliche Hundert Personen mit Geschlechtsidentitätsproblematiken, denen gegenüber ich mich nie geoutet hatte, fachlich überzeugt, sich mir anzuvertrauen.« Ob sie diese Begegnungen vermissen wird, wenn ihre berufliche Tätigkeit sich nun dem Ende zuneigt? Reni sieht das mit einem weinenden und einem lachenden Auge. »Die Zeiten haben sich sehr geändert. Der gesellschaftliche Umgang mit derlei Problematiken scheint mir heute häufig von Geboten der social correctness, des

Verbots des Hinterfragens geprägt. In meiner ärztlichen Haltung habe ich mich den Hilfesuchenden gegenüber so wenig wie mir selbst gegenüber angepasst.«

»Ich möchte es einfach manchmal auch vergessen«

Reni gelingt es offenbar sehr gut, eine gewisse innere Distanz zu ihren Patientinnen und Patienten und zu sich selbst zu wahren. Das kommt ihr auch im Umgang mit Sandra zugute. »Zum Glück hat Reni überhaupt kein Helfersyndrom«, erklärt Sandra und muss dabei grinsen.

»Ich war Einzelkind, und meine Mutter hat sich mit all ihren Problemen und Sorgen immer an mich gewandt; ich war quasi ihr Leib- und Seelenarzt. Das hat mich emotional sehr gestresst«, sagt Reni. »Das lasse ich nicht mehr zu und gehe auf so etwas nicht mehr ein.« Offenbar ein gutes Rezept. »Ich habe es ein paarmal erlebt, dass Sandra sozusagen aus der Harmonie kippte. Aber diese extremen Ausschläge werden mit der Zeit immer weniger«, erklärt sie. Sandra stimmt ihr zu. »Das liegt jetzt nicht etwa daran, dass ich einfach älter werde und sich das Ganze dann verflacht, sondern daran, weil man schneller erkennt, wenn es eskalieren könnte, und dann frühzeitig handelt.« Das kann nicht nur Sandra erkennen, die sich mit der Zeit immer besser selbst beobachten und einschätzen kann, sondern auch Reni, und es können auch weitere Menschen erkennen, die in engerem Kontakt mit Sandra stehen.

Wobei genau das – die Erkenntnis, dass es sich nicht einfach um einen schlechten Tag, sondern den Beginn einer depressiven Phase handelt oder aber es nicht einfach eine besonders fröhliche Stimmung, sondern der Anfang einer Manie ist – das größte Problem darstellt. »Man hat die Erkrankung ja auch nicht immer auf dem Schirm«, erläutert Sandra. »Bei jeder Euphorie und bei jeder Traurigkeit denkt man ja nicht immer gleich, dass es jetzt wieder eine Manie oder Depression sein könnte. Manchmal möchte ich einfach auch nicht daran denken. Ich möchte es einfach manchmal auch vergessen.«

Nur zu verständlich, es ist ja auch anstrengend, immer die eigenen Gefühle zu hinterfragen. Auch Reni geht es so. Wenn Sandra erklärt, dass sie sich schlapp und antriebslos fühlt, fragt Reni sofort nach, wie genau es sich anfühlt, wie es innen aussieht. »Wir fragen uns dann beide: Ist das jetzt ein Durchhänger, den jeder mal hat, oder steckt da nun eine sich anbahnende Depression dahinter?«, beschreibt Reni.

Im Laufe der Jahre haben beide Frauen die bipolare Störung immer besser kennengelernt – und sich selbst gegenseitig auch. Gerade aus den Krisenzeiten – vor einigen Jahren litt Sandra noch einmal unter einer heftigen depressiven Phase, die beide an den Rand ihrer Belastungsgrenzen gebracht hat – sind die beiden gestärkt hervorgegangen, jede für sich, aber auch als Paar. »Wir haben Strategien entwickelt, damit umzugehen, besser zu erkennen: Was war zu viel? Wo hat Sandra nicht aufgepasst, was können wir fortan vermeiden?« Vermeiden lässt sich natürlich nicht jede Situation, die Stress auslöst, aber manches eben doch: zu viele Termine, zu große Pläne und zu hohe Ansprüche. Nicht jedes Bild, das Sandra in Angriff nimmt, muss sofort fertig werden und nicht jede Zeichnung im ersten Anlauf perfekt sein. Die durch die Berentung gewonnene Zeit nutzt Sandra nämlich, um künstlerisch zu arbeiten und sich ein bisschen was neben der Rente dazuzuverdienen.

»Das wird eine Herausforderung!«

Was, neben der medizinischen Begleitung, ebenfalls sehr geholfen hat, ist die feste Struktur, die Sandra ihrem Leben gegeben hat. »Wenn ich in eine manische Phase rutsche, fange ich an, wie verrückt meine Bilder zu malen«, sagt sie.

»Dann gelingen ihr allerdings wunderbare Arbeiten!«, ergänzt Reni

Sandra lächelt ein wenig verlegen. »Aber mittlerweile habe ich gelernt, mich selbst zu stoppen, nur eine bestimmte Anzahl an Stunden künstlerisch zu arbeiten, ebenso, wie ich gelernt habe, mich an depressiven Tagen zu motivieren und trotzdem eine bestimmte Zeitspanne zu arbeiten, auch wenn ich lieber nur im Bett liegen und mir die Decke über den Kopf ziehen würde.« Ihre selbst gesetzten Strukturen haben Sandra Halt gegeben und helfen enorm dabei, die bipolare Störung im Zaume zu halten. Vor vier, fünf Jahren hat Sandra auch noch mal eine Therapie begonnen. »Aber ich habe das Gefühl, es ist genug geredet und in der Vergangenheit herumgewühlt worden: Irgendwann gibt es ja auch nichts mehr zu suchen oder zu finden«, sagt sie nachdenklich.

Seit zwei Jahren ist sie nun unbefristet berentet, zum Jahresende hin wird auch Reni ihre Kassenzulassung zurückgeben und ihre Praxis schließen. Die Aussicht erfüllt Reni mit gemischten Gefühlen: »Dann muss ich mir selbst eine Struktur setzen, das wird eine Herausforderung. Aber dabei kann Sandra mir ja helfen, darin hat sie ja nun Erfahrung.«

Und reichlich gemeinsame Pläne haben sie auch: Reisen, gern auch in asiatische Länder, in denen beide mit Vorliebe tauchen und schnorcheln – »dabei sieht Sandra immer Dinge und Tiere, die mir im Leben nicht aufgefallen wären, das ist faszinierend!«, schwärmt Reni.

Sandra hebt die Brauen: »Wobei du mir das Schnorcheln ja überhaupt erst beigebracht und mich ermutigt hast, mich das zu trauen!«

Und der Ausbau von Renis von den Großeltern geerbtem Haus in der Uckermark ist auch noch in Planung. Bislang steht den beiden Frauen dort nur ein winziges, knapp zehn Quadratmeter großes Dachstübchen zur Verfügung. »Zu Corona-Zeiten waren wir oft dort und wundern uns immer noch, dass wir uns nicht die Köpfe eingeschlagen haben!«, grinsen die beiden vergnügt.

Es geht also auch mit wenig Platz. Aber eins ist klar: Es geht gut mit den beiden.

»Er ist wie mein zweites Ich«

Maria G. und Jan B.

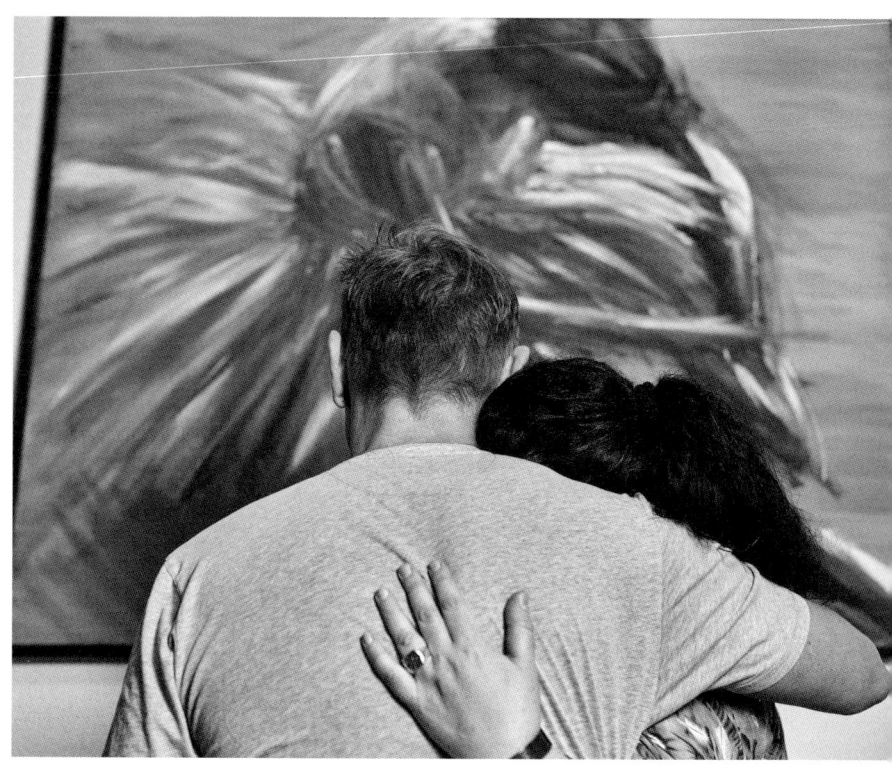

Jan B. *(52) arbeitet als Erzieher im Hort einer Berliner Grundschule; nach jahrzehntelanger Alkohol- und Kokainabhängigkeit mit zahlreichen Krankenhausaufenthalten und Therapien ist er seit einigen Jahren trocken.* **Maria G.** *(53), Diplom-Sozialpädagogin bei einem ambulanten Träger für psychisch erkrankte Menschen, hat ihr früheres Alkohol- und Drogenproblem seit 2004 hinter sich gelassen, leidet jedoch phasenweise unter Depressionen und Panikstörungen. Bislang leben beide noch in verschiedenen Wohnungen, möchten aber demnächst zusammenziehen – und heiraten.*

Drei sehr gut aussehende, schlanke junge Männer und eine bildhübsche junge Frau lächeln ernst in die Kamera. »Meine beiden großen Brüder, meine kleine Schwester – und das bin ich«, sagt Jan und tippt auf den jungen Mann rechts im Bild. »Und das da drüben auf dem Foto, das ist mein Sohn!«

Die Familienähnlichkeit ist unverkennbar. Jans Sohn hat dunkleres Haar als sein Vater und dunklere Augenbrauen, aber auch der jetzt 17-Jährige wird, das ist klar, zu einem sehr attraktiven Mann heranwachsen. »Er lebt bei meinen Schwiegereltern«, erklärt Jan. »Sie verwöhnen ihn vielleicht ein bisschen zu sehr, aber na gut ...« Er zuckt mit den Schultern. Sein Sohn und er, das ist eine ganz spezielle Geschichte. Nach langen Jahren der Funkstille haben die beiden mittlerweile wieder einen sehr guten Kontakt. Als sein Sohn 13 Jahre alt war, starb dessen Mutter, Jans Expartnerin, an einem Gehirntumor. Jan bekam aufgrund seiner schweren Alkoholprobleme das Sorgerecht nicht zugesprochen, später gab er es freiwillig ab. »Ich dachte, wenn der Junge schon bei seinen Großeltern aufwächst, dann sollen sie auch alle Rechte und Möglichkeiten haben.« Der Schmerz darüber ist ihm immer noch anzusehen, auch wenn sich sein Leben mittlerweile längst in eine positive Richtung gedreht hat und sein Sohn in ihm nun einen besseren Vater hat als je zuvor. »Mein Sohn ist mir das Wichtigste im Leben«, sagt Jan und zieht kurz eine Grimasse. »Ich würde unser gutes Verhältnis nie wieder aufs Spiel setzen.«

Dass er das so klar sagen kann, war nicht immer selbstverständlich. Jan, 1968 in Berlin geboren, stammt aus schwierigen Verhältnissen, gekennzeichnet durch soziale Vernachlässigung und einen alkoholabhängigen und autoritären Vater. Nach der Ausbildung zum Maler und Lackierer arbeitete er längere Zeit als Lagerlogistiker, rutschte dann nach und nach ab in die Sucht. Jahrzehntelange Arbeitslosigkeit liegt hinter ihm, während der er regelmäßig an diversen Maßnahmen des Jobcenters teilnahm. Doch erst 2018 gelang es ihm, sich beruflich neu zu orientieren und eine Ausbildung in seinem Traumberuf Erzieher zu beginnen, die er mittlerweile erfolgreich abgeschlossen hat. Jan hat eine steile und lange Suchtkarriere hinter sich; gefährdet ist er immer noch, das weiß er genau – und das weiß auch Maria, seine Partnerin.

Gelassen hört sie zu, wie ihr Freund von seinem Sohn erzählt. Maria selbst hat ihre eigene Drogenkarriere im Gegensatz zu Jan schon lange hinter sich gelassen. 1967 in Österreich zur Welt gekommen, flüchtete die gelernte Verkäuferin vor der familiären Enge 1986 nach Berlin, arbeitete 25 Jahre lang in der Gastronomie, bevor sie noch einmal einen beruflichen Neustart wagte und zunächst ihr Fachabitur an der Abendschule ablegte, dann Marketing studierte und anschließend Sozialpädagogik. Genau das hat sie zu Jan geführt – denn kennengelernt haben sich die beiden im April 2015 bei einem ambulanten Träger für psychisch erkrankte Menschen, in dem Maria als Sozialpädagogin arbeitet. Jan war dort über eine MAE beschäftigt, sechs Stunden pro Tag. Die MAE – Mehraufwandsentschädigung – brachte ihm 1,50 Euro pro Stunde ein. Sehr wenig Geld, aber es hat sich gelohnt, in mehrfacher Hinsicht.

Jan mit seiner offenen, fröhlichen Art hat Maria sofort gefallen. Er bekam von ihr Arbeitsaufträge und sie unterhielten sich, wann immer es möglich war: »Jan war sehr zugewandt – ich fand das total erfrischend, dass er so offen ist und so viel geredet hat. Er hat ja kein Blatt vor den Mund genommen.« Sie muss lachen. »Er hat auch gleich gesagt, was mit ihm los war.« Und was genau war mit ihm los? Maria lehnt sich zurück. »Na ja, er hat zu der Zeit noch regelmäßig seine Vorfälle gehabt.«

»Ich konnte einfach nicht mehr aufhören zu trinken«

Vorfälle – eine nahezu elegante Umschreibung und Umkehrung des Wortsinns. Denn Jan hatte zu der Zeit alle zwei, drei Monate schwere Rückfälle, trank dann zwei Wochen durch, kippte flaschenweise Wodka in sich hinein und wachte anschließend regelmäßig im Krankenhaus auf – er war sozusagen der klassische Quartalstrinker: »Ich konnte einfach nicht mehr aufhören zu trinken.« Einmal landete er mit 5,9 Promille auf der Intensivstation, lag drei Monate im Koma. »Und erst dann fing es richtig mit dem Aufhören-Wollen an«, sagt Jan heute und lehnt sich zurück.

Bevor es aber dazu kam, ging es noch einmal richtig bergab. Nach massivem Speed- und Kokainkonsum konnte Jan zwei Tage lang nicht mehr richtig sehen, litt unter einer massiven Gesichtsfeldeinschränkung, Schwindel und Übelkeit. Die Diagnose: Schlaganfall. Von dessen Auswirkungen hat er sich mittlerweile, fünf Jahre danach, zu 95 Prozent erholt: »Ich konnte die Abstände nicht mehr richtig einschätzen, bin ständig gegen den Türrahmen geknallt. Jetzt geht das wieder besser.« Jan muss grinsen.

Der Schlaganfall brachte die Wende. Jan, der sich immer schon für soziale Arbeit interessiert hatte, fing einige Monate später an, in der Tagesklinik zu arbeiten. Und traf dort auf Maria, die sein Leben noch einmal in eine ganz andere Richtung lenkte.

Eine Richtung, die er für sich längst abgehakt hatte. »Ich wollte keine Beziehung«, sagt er. »Ich war viel zu sehr mit mir beschäftigt. Und ich hatte Angst, dass eine Beziehung mit Maria mich von meinem Weg abbringt.« Sein Weg: endgültig vom Alkohol und dem Kokain wegkommen.

»Er wollte sich niemandem zumuten«, ergänzt Maria. Denn Jan war noch nicht trocken.

»Ich bin immer noch nicht hundertprozentig clean«, sagt er. Aber er ist auf dem Weg.

Jans Suchtkarriere hatte früh begonnen. Mit zwölf Jahren trank und kiffte er bereits regelmäßig, später kamen diverse andere Drogen dazu, Alkohol wurde zur Begleitsubstanz von zunächst Speed, dann vorrangig Kokain – eine gefährliche Mischung. »Kokain«, sagen Jan und Maria übereinstimmend, »Kokain ist das Schlimmste.«

Auch Maria hat damit Erfahrungen, wenngleich ihre Suchtkarriere weitaus weniger desaströs verlief. Als Teenager begann sie, Alkohol und Cannabis zu konsumieren, mit 17 Jahren zusätzlich LSD und Pilze; zweimal musste ihr der Magen ausgepumpt werden, aber auch das hielt sie nicht davon ab, vermehrt Drogen zu nehmen. Später, in der Gastronomie, verdiente sie gut und konnte sich die Modedroge Kokain ohne Probleme leisten. Panikattacken waren die Folge, Depressionen, bis hin zum Burnout. Nicht zuletzt dank jahrelanger Therapie gelang es ihr um 2004 herum, ihre Alkohol- und Kokainabhängigkeit hinter sich zu lassen. Frei war sie allerdings in anderer Hinsicht noch nicht, als sie Jan begegnete. »Ich steckte noch in einer Beziehung, in einer sehr unglücklichen allerdings: Die Beziehung hatte sich irgendwie verlaufen«, sagt sie nachdenklich. Ihr damaliger Partner war ebenfalls Alkoholiker. Sicherlich Grund genug, sich nicht auf eine neue Beziehung mit einem anderen Alkoholiker einzulassen – und doch spürte sie, wie sie sich immer mehr zu Jan hingezogen fühlte.

»Ich dachte: Das kenne ich doch von mir selbst!«

Und dann kam der Rückfall. Jan, der sich bis dahin als äußerst zuverlässig erwiesen hatte, erschien nicht zur Arbeit. Maria, die wusste, dass er am Wochenende zuvor mit Freunden unterwegs gewesen war, begann sich Sorgen zu machen. Sie rief ihn an und fuhr an seiner Wohnung vorbei. Nach vier Tagen fand dann der für die MAEs zuständige Mitarbeiter der Tagesklinik Jan zu Hause in einem völlig desolaten Zustand vor. Jan bestand darauf, dass Maria kommen sollte. Was sie auch tat: »Es war schlimm, er kroch auf dem Boden, die Hose hing auf halb acht und er schrie vor Kummer. Das war heftig.«

Stundenlang versuchte Maria, ihn zu beruhigen, was ihr auch leidlich gelang. Mithilfe seiner Nachbarin, die sich immer wieder in schlimmen Phasen um ihn kümmerte, und seines älteren Bruders gelang es Jan, sich allmählich wieder herunterzudosieren und zu erholen. Nach einer Woche kam er zurück zur Arbeit – und damit auch zurück zu Maria. Und dann, erst dann, fing die zarte Liebesgeschichte zwischen den beiden an.

War Maria nicht abgeschreckt? Maria schüttelt den Kopf. »Das Komische war, es hat mich nicht abgestoßen. Ich dachte: Das kenne ich doch von mir selbst! Nicht in diesen Extremzuständen, aber auch ich habe eine heftige Suchtgeschichte hinter mir.«

Jetzt schüttelt Jan den Kopf. »Das könnte ihr so gar nicht passieren, dazu ist sie viel zu beherrscht«, meint er.

Maria lächelt ein wenig geheimnisvoll. In der Tat wirkt sie weitaus kontrollierter und ruhiger als ihr sehr impulsiv erscheinender Partner, der mit seinen Gefühlen nicht hinterm Berg hält. Aber hinter ihrer Gelassenheit verbirgt sich, das ist deutlich zu spüren, ein sehr sensibler und feinfühliger Mensch, der allerdings genau weiß, was er will. »Ich habe damals gedacht: Das war das letzte Mal, dass ihm so etwas passiert. Das lasse ich nicht mehr zu!«

Kurz danach verabredeten sie sich zum ersten Mal privat. Fast gleichzeitig trennte sich Maria von ihrem langjährigen Partner, und so nahmen die Dinge ihren Lauf. Beide fühlten sich extrem zueinander hingezogen, redeten ganze Nächte hindurch miteinander. »Zwischen uns war von Anfang an eine Ebene der Kommunikation, die ich seit ewigen Zeiten vermisst hatte«, erzählt Maria. »Auch wenn das komisch klingt: Wir sind Seelenverwandte.«

Jan nickt. »Wir brauchen eigentlich gar nicht groß miteinander zu reden«, ergänzt er. »Wir brauchen uns einfach nur anzugucken und wissen gleich, was los ist!«

Leidiges Ausdiskutieren können sie sich im Grunde sparen. Obwohl genau das ihnen auch Spaß macht. »Wir sind uns von der Art her sehr ähnlich. Wir haben dieselben Prinzipien und Werte, viele gemeinsame Interessen, denken oft gleich«, führt Maria aus und lächelt in sich hinein. »Ich hatte ein totales Gottvertrauen in ihn, von Anfang an. Und er wirkte so rein auf mich, auf eine Weise auch unschuldig, das hat mich total angezogen. Ich hatte bei ihm überhaupt keine Angst, dass er mich betrügen könnte oder dergleichen. Ich wusste nur: Ich will diesen Mann haben, egal um welchen Preis.«

Der Preis, das spürte auch Jan, würde eventuell hoch sein. Und genau das machte ihm Angst: Er fürchtete, dass Maria unter seinem »schlechten« Einfluss selbst wieder anfangen würde zu trinken – oder ihn verlassen könnte.

»Ich schalte dann auf den Modus Sozialarbeiterin um«

Immerhin hatte er zwölf Jahre lang keine Beziehung gehabt. Die letzte hatte katastrophal geendet. »Sie war an Borderline erkrankt, ich drogen- und alkoholabhängig, das war überhaupt ein Wunder, dass das über so viele Jahre funktioniert hatte. Danach bin ich zum Einsiedler geworden.« Verstört und verschreckt, wie Jan trotz seiner offenen Art damals war, besaß er keinerlei Frustrationstoleranz, reagierte bei den einfachsten Problemen über.

»Du hast ganz lange gebraucht, bis du im normalen Leben wieder funktioniert hast«, sagt Maria und sieht ihren Partner liebevoll an.

Ein halbes Jahr tasteten die beiden sich aneinander heran, ließen sich schließlich aufeinander ein und bewirtschafteten gemeinsam den großen Garten, den Maria kurz nach ihrem Kennenlernen gekauft hatte. Unter Marias meist sanftem, manchmal strengem Geleit fand Jan in ein stabiles Leben zurück und brachte seine Angelegenheiten, die unter dem jahrelangen Alkohol- und Drogenmissbrauch in schwere Schieflage geraten waren, nach und nach in Ordnung. Er fand zu seinem Sohn zurück und plante, endlich eine Ausbildung in seinem Traumberuf Erzieher zu beginnen.

Zwei Jahre lang schwebten die beiden im siebten Himmel und verbrachten immer mehr Zeit miteinander, mal in Marias Wohnung, mal in Jans. Und dann kam die erste große Bewährungsprobe: der nächste Rückfall, ausgelöst durch den Stress, den eine kurz bevorstehende und lange geplante Schwedenreise bei Jan verursachte.

Schweden, dazu hat Jan eine ganz besondere Beziehung. Als Kind war er das erste Mal dort, kam für sogenannte Kinderkuren regelmäßig zu schwedischen Pflegeeltern. Mit 15 Jahren plante er, dorthin auszuwandern, aber dazu hätte er sich adoptieren lassen müssen – das wollte er seiner leiblichen Mutter jedoch nicht antun. So zerschlugen sich die großen Pläne, aber Jan fuhr immer wieder hin – und trank dort keinen Schluck Alkohol, selbst in Zeiten größter Suchtgefährdung nicht.

Diesmal aber gelang es ihm fast, die lang ersehnte Reise – mit Maria und seinem Sohn – zu sabotieren, indem er sich heillos betrank und dafür sorgte, dass seine Reisepapiere nicht auffindbar waren. Doch Maria ließ ihm das nicht durchgehen und zog die Zügel straff, flößte ihm die ganze Nacht Wasser ein, half ihm dabei, rechtzeitig auszunüchtern, packte seine Sachen und suchte alle notwendigen Unterlagen zusammen. »Ich schalte dann auf den Modus Sozialarbeiterin um, werde ganz hart«, erklärt Maria sehr klar, was Jan sichtlich nicht behagt.

»Ich fühle mich dann, als ob ich der Patient bin und sie meine Ärztin«, sagt er kopfschüttelnd.

Aber Maria nimmt das gelassen hin. »Nur so halte ich diese Situationen aus, im Ratio«, sagt sie achselzuckend. »Sonst funktioniere ich nicht. Und außerdem war ich sauer! Mir war es wichtig, dass der Urlaub gelingt.«

Und der Urlaub gelang dann auch. Niemand merkte, in welch desolatem Zustand Jan noch kurz zuvor gewesen war, nicht sein mitreisender Sohn, auch nicht sein Schwiegervater, der die kleine Reisegesellschaft zum Flughafen fuhr. Die gemeinsame Kraftanstrengung hatte sich gelohnt.

»Meine Strategie ist: Ich ziehe das Netz enger«

Beide rätseln immer wieder darüber, warum Jans Rückfälle in der Regel vor einem Urlaub stattfinden oder in Phasen, in denen eigentlich alles gut läuft. Maria mutmaßt, dass Jan genau das nicht ertragen kann. Sein Drang, alles Schöne kaputt zu machen und sich selbst zugrunde zu richten, schwingt latent immer mit.

Jan, das erklärt er, verspürt immer eine gewisse Unzufriedenheit, auch wenn alles scheinbar stimmt. Warum nur? Tief in ihm scheint etwas zu bohren. Er hat, so meint er, alles erreicht, was er wollte. Wenn es ihm gut geht, dann will er vielleicht gar nicht, dass es ihm gut geht. Er interpretiert das als Muster, das damit zu tun hat, dass er als Jugendlicher im Alter von 12 bis 14 Jahren sexuelle Gewalt erfahren hat. Ein Arbeitgeber, für den er Botengänge erledigte, hat ihn damals über eine längere Zeit hinweg sexuell missbraucht. »Unter anderem hat mich diese Negativerfahrung dazu gebracht, dass ich immer unzufrieden war. Ich war nie zufrieden.«

Hat Maria keine Angst davor, dass Jans selbstzerstörerische Impulse sich auch gegen sie richten könnten? »Nein. Niemals«, sagt sie fest. »Obwohl Jan ein großer, starker Mensch ist. Er hat schon auch aggressive Tendenzen, aber mir gegenüber nur im verbalen Sinne.«

Er zuckt mit den Schultern. »Ich bin ein lieber und netter Mensch und habe soziale Kompetenzen, aber wenn ich Alkohol trinke, dann ist das alles weg.« Er macht eine ausholende Geste, die seine blitzsaubere, tipptopp aufgeräumte und geschmackvoll eingerichtete Wohnung miteinschließt. »Ich bin ja sehr ordentlich, wie man sieht. Umso seltsamer, wie es dann bei meinen Rückfällen hier aussieht ... alles in Scherben.«

Er schüttelt den Kopf, und Maria fügt hinzu: »Du erkennst ihn dann nicht mehr wieder, er ist dann ein Elendsbild, ungepflegt, enthemmt, vor allem, wenn er Koks nimmt.« Ist er ihr dann nicht manchmal peinlich, vor allem, wenn andere Leute seinen desolaten Zustand mitbekommen? »Natürlich! Ich könnte dann im Boden versinken«, sagt sie aufgebracht. »Und ich bin dann wütend auf ihn. Wütend, weil es so viel mit ihm macht. Und weil es so megaanstrengend ist!« Seine Suchterkrankung empfindet Maria durchaus als eine andauernde Bedrohung. Ihre Wut jedoch scheint sie zu schützen.

Seit sie sich kennen, hatte Jan vier Rückfälle, im Abstand von ein bis zwei Jahren. Maria war jedes Mal für ihn da, half ihm aus der Krise heraus, brachte ihn ins Krankenhaus, nahm ihn mit zu sich, passte auf ihn auf, bis er sich wieder gefangen hatte. Das klingt nach Kontrolle – »aber das ist auch nötig«, sagt sie. »Meine Strategie ist: Ich ziehe das Netz enger. Je härter ich werde, desto mehr habe ich ihn im Griff. Wenn ich stark bin, dann muss er mitmachen.«

Jan nickt. »Ja«, sagt er. »Aber natürlich nur, weil ich das ja auch im Grunde will.«

Die Kontrolle zu übernehmen, macht Maria keinen Spaß, aber es gibt ihr Sicherheit. Jan gefällt das nicht uneingeschränkt. Manchmal fühlt er sich dadurch überprüft, in seiner eigenen Selbstverantwortung untergraben.

Birgt die Dynamik zwischen beiden nicht die Gefahr, dass Jan sich einfach darauf verlässt, dass Maria die Dinge schon managen, ihn aus der Misere ziehen wird? Beide sehen sich an. »Ja, das könnte er durchaus«, sagt Maria. »Aber das macht er nicht.«

Jan schüttelt den Kopf. »Ich will mich ja nicht auf jemand anderem ausruhen!«, sagt er energisch. »Wir wollen beide keine Co-Abhängigkeit. Meine ganze Familie war co-abhängig, die hab ich angepumpt und Geschichten erzählt bis zum Abwinken. Ich bin mir sehr bewusst über dieses Phänomen.«

»Wenn es ihr schlecht geht, geht es mir auch schlecht«

Sowohl Jan als auch Maria wirken sehr reflektiert. Und sie haben, jeder für sich, aber auch beide zusammen, Strategien entwickelt, um alte Verhaltensmuster aufzubrechen und neu zu besetzen, vor allem in Phasen, in denen ein Rückfall droht – oder schon im Gange ist. »Ich stelle mir jetzt immer die Konsequenzen vor, wenn es so weitergehen würde, das hilft mir enorm«, sagt Jan. »Dann stelle ich mir vor, dass alles wieder ganz schlimm wird, dass ich den Kontakt zu meinem Sohn wieder verliere, Maria die Beziehung beendet, ich Einkommen und Beruf verliere. Und das funktioniert.« Er weiß mittlerweile, dass er einen Rückfall auch wieder selbst beenden kann. Dass er aufhören kann, bevor alles außer Kontrolle gerät. Seit über einem Jahr ist er nun stabil, das macht ihm Mut. Nach jahrelangen Therapien befindet er sich nun nicht mehr in therapeutischer Behandlung, geht aber regelmäßig zur Selbsthilfegruppe psychisch Erkrankter. Das tut ihm nach wie vor gut. Außerdem haben er und Maria Pläne.

»Wir ziehen zusammen. Denn er kommt weniger auf dumme Gedanken, wenn ich da bin«, sagt Maria schmunzelnd. »Die Rückfälle passieren ja nur, wenn er nicht bei mir ist.«

Jan ist immer noch verwundert, dass Maria große Pläne mit ihm schmiedet und ihn sogar heiraten möchte, obwohl die Beziehung doch aufgrund seiner Instabilität auf, wie er es einschätzt, tönernen Füßen steht. Und dass Maria ihn derart umsorgt und sich um ihn kümmert, auch in seinen schlechten Phasen. Vielleicht, glaubt Maria, ist es sogar diese Instabilität, die sie zusammenschweißt. »Wir haben uns ja letztlich durch die Suchterkrankung kennengelernt«, sagt sie nachdenklich. »Und wir haben ja ähnliche Erfahrungen gemacht. Ich kann die Abgründe erkennen. Ich hab es selbst erlebt, kann es auch nachvollziehen. Dadurch haben wir eine andere, intensivere Ebene.«

Auf Augenhöhe? Beide nicken sofort. Nach dem Tod ihrer Mutter im Jahr 2018 rutschte Maria wieder in eine sehr depressive Phase, in der Jan wiederum uneingeschränkt für sie da war. Auch wenn es nicht einfach war. »Sie ist die treibende Kraft«, sagt Jan offenherzig. »Wenn es ihr schlecht geht, geht es mir auch schlecht. Genau davor hatte ich Angst, damals zu Beginn. Dass es abfärbt, wenn es einem von uns schlecht geht.«

Maria ergänzt: »Wenn ich ihm den Halt nicht gebe, verliert er wiederum den Halt. Aber ich kämpfe mich durch. Bin hart im Nehmen.«

Sie, so erzählen es beide, kann Dinge ausblenden, die er nicht ausblenden kann. Maria hat eine hohe Frustrationsgrenze, im Gegensatz zu Jan, der wiederum der Sensiblere von beiden und offener als Maria ist. Und sehr gut darin, Menschen einzuschätzen, auch und insbesondere die Kinder, mit denen er im Schulhort arbeitet. »Ich weiß einfach genau, wie die ticken«, sagt er, und ihm ist anzusehen, wie viel Freude ihm die Arbeit in seinem Traumberuf Tag für Tag macht. Gibt es denn etwas, was noch besser werden könnte? »Ich würde gern besser mit ihrem Kontrollzwang zurechtkommen«, sagt Jan. »Und ich fände schön, wenn Maria nicht mehr so schnell eifersüchtig wäre.« Er zwinkert ihr zu.

Maria will sich erklären, aber seinem Blick sieht sie an, dass sie das gar nicht muss. »Und ich fände gut, wenn er sich nicht mehr alles so zu Herzen nimmt«, sagt sie stattdessen.

Was sie verbindet und trägt? »Die Liebe«, sagt Maria sofort. »Er ist wie mein zweites Ich. Wir sind total miteinander verbunden. Was ich alles von ihm bekomme ... Zuneigung, Wärme, Nähe. Wahnsinn!«

Jan lächelt. »Zugehörigkeit«, sagt er ruhig. »Darum geht es doch im Leben! Und das gibst du mir.« Dann zieht er die Nase kraus. »Eigentlich ist alles gut. Aber irgendwas fehlt mir noch.«

»Das wirst du schon rausfinden«, sagt Maria.

»Ja«, sagt Jan. »Irgendwas fehlt noch. Aber du bist ja schon mal da.« Er lächelt Maria an. Und sie lächelt zurück.

»Anja ist für mich eine Bank, auf die ich mich verlassen kann«

Heiko und Anja Paschen

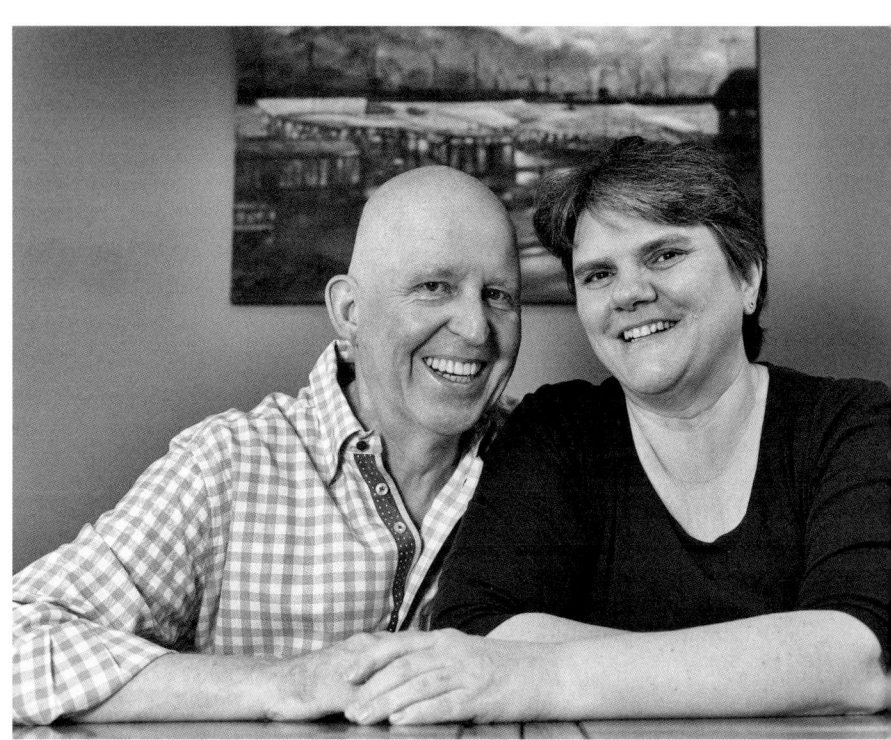

Heiko Paschen *(57), ausgebildeter Kaufmann, leitet seit 2017 eine Controlling-Einheit der Personalabteilung eines international bekannten Forschungsinstitutes in Hamburg. Seit einem Burn-out im Jahr 2015 befindet er sich aufgrund von Angststörungen in therapeutischer Behandlung. Seine Frau* **Anja Paschen** *(52), ausgebildete Erzieherin und seit 2010 als Trauerbegleiterin tätig, lernte er 1994 auf einer Party kennen. Seit 1998 sind die beiden verheiratet; lange Jahre im Kreis Segeberg wohnhaft, leben sie seit gut einem Jahr mit ihrer jüngsten Tochter im eigenen Reihenhaus im schleswig-holsteinischen Halstenbek nahe Hamburg.*

Eine junge Frau mit langem, geflochtenem Zopf und Strickpullover schmiegt sich in die Arme eines groß gewachsenen, jungen Mannes mit rotblonden Locken. »Da tanzen wir zu Element of Crime, an dem Abend, an dem wir uns kennengelernt haben«, sagt Heiko und betrachtet das auf Holz gezogene Foto mit einem sehr zufriedenen Lächeln. »Das haben uns Freunde später zur Hochzeit geschenkt.«

An jenem Abend hatte Heiko, damals gerade dreißig Jahre alt geworden, an der Tür gesessen und den Eintritt für die legendäre Schuppenparty kassiert, die Freunde von ihm in einem kleinen Ort unweit Hamburgs veranstalteten. Die fünf Jahre jüngere Frau, die dann schließlich vor ihm stand und ihm die zehn Mark in die Hand zählte, kannte er schon vom Sehen; mit einem ihrer älteren Brüder war Heiko schließlich befreundet. Dass

Anja vor einer Weile aus dem Kreis Segeberg zu ihrem Freund nach Nordrhein-Westfalen gezogen war und dort als Erzieherin arbeitete, wusste er nicht, aber Anja wiederum war bekannt, dass Heiko verheiratet war, eine dreijährige Tochter hatte und seit einem Dreivierteljahr in Trennung von deren Mutter lebte. All das spielte an jenem Abend keine Rolle, als die beiden ins Gespräch kamen und am Ende voller Hingabe miteinander schwoften. Mehr passierte dann erst einmal nicht – aber »ich brannte!«, wie Heiko knapp 27 Jahre später bekennt.

Auch Anja ging der große, smarte Heiko nicht mehr aus dem Kopf. »Er hat mich sofort interessiert. Aber ich war noch in einer anderen Beziehung.« In dieser war sie allerdings zunehmend nicht mehr glücklich, zudem vermisste Anja ihre norddeutsche Heimat.

Der Kontakt der beiden wurde immer intensiver; Heiko, der kurz darauf beruflich nach Indien flog, schickte Anja eine Flut von heißen Karten mit Gedichten in die Kita, in der sie damals arbeitete. Jedes einzelne traf sie ins Herz. »Dann hab ich mich entliebt«, sagt sie heute und zuckt mit den Schultern. Sie trennte sich von ihrem Freund und zog zu einer Freundin. Den Besuch bei ihren Eltern am 3. Oktober nahm sie zum Anlass, sich mit dem inzwischen aus Indien zurückgekehrten Heiko zum Frühstück zu verabreden. Als sie ihr Ei köpfte, blickte sie zu Heiko hoch und sagte den wegweisenden Satz: »Ich ess die Kappe nie mit, daran kannst du dich schon mal gewöhnen.«

Ein paar sehr aufregende, aber auch anstrengende Wochen folgten; Anja pendelte zwischen Hamburg und Nordrhein-Westfalen, fand schließlich eine Bleibe in Hamburg-Winterhude und kehrte im November zurück in die alte Heimat. Genau ein Jahr später bezogen sie und Heiko eine gemeinsame Wohnung. Wiederum ein Jahr später wurde Anja schwanger – ein großes Glück für beide, das leider tragisch endete. Zwei Wochen vor dem Geburtstermin starb ihre Tochter Sofie in ihrem Bauch.

Doch die Trauer um das verstorbene Kind brachte das junge Paar nicht auseinander, sondern schmiedete die beiden nur noch enger zusammen. Unabhängig voneinander bestimmten sowohl Anja als auch Heiko den 6. Dezember als den geeigneten Tag, sich einen Heiratsantrag zu machen. »Wir sind zusammen durch die Trauer gegangen, und ich dachte, diese Frau, mit der ich so etwas schaffen kann, mit der möchte ich mein Leben lang zusammenbleiben«, sagt Heiko heute und lächelt seine Frau an. Anja war damals allerdings etwas schneller als er und kam ihm um wenige Stunden zuvor. Fünf Monate später, im Mai 1998, heirateten die beiden. Da war Anja bereits im fünften Monat schwanger.

»Ich glaube, ich bleib mal zwei Tage zu Hause«

Knapp 17 Jahre danach, am 22. April 2015, kam Heiko morgens in die Küche des gemeinsamen Hauses. Das Datum ist beiden immer noch sehr präsent, und auch das, was Heiko sagte: »Ich glaube, ich bleib mal zwei Tage zu Hause, mir geht es nicht so gut.« Damit nämlich begann ein ganz neuer Lebensabschnitt, nicht nur für Heiko, sondern auch für Anja und die gesamte Familie. Denn aus den zwei Tagen wurden am Ende zwei Jahre.

Er ging zur Ärztin, um sich krankschreiben zu lassen. Während des Gespräches erlitt er einen Nervenzusammenbruch und spürte erst jetzt, wie schlecht es ihm eigentlich ging. Zunächst ließ er sich für eine Woche mit der Diagnose Burnout krankschreiben, dann für eine weitere Woche, dann Woche für Woche. Morgens bugsierte Heiko sich aus dem Bett auf die Couch, abends wieder zurück, ohne dass eine Besserung seines Zustands eintrat.

Nach Monaten wurde klar, dass mehr passieren musste. Die Ärztin empfahl einen Aufenthalt in einer Klinik. Heiko und Anja hielten das – auch aus Angst vor einer Überforderung mit der Situation – zunächst für überdimensioniert. Aber dann fing Heiko an, sich intensiver mit dem Thema zu beschäftigen, und ihm wurde klar, dass ihm eine ambulante Therapie nicht ausreichend würde helfen können. »Wenn, dann muss ich mich richtig damit auseinandersetzen«, befand er. Um die Ursachen für seinen Burn-out und die Hintergründe seiner Angststörungen zu verstehen, blickte er bis in seine Kindheit zurück.

1964 in Hamburg geboren, wuchs Heiko mit einem zweieinhalb Jahre älteren Bruder in einer scheinbar ganz normalen Mittelschichtsfamilie auf. Er absolvierte nach dem Abitur eine kaufmännische Ausbildung und arbeitete danach 25 Jahre bei einem großen deutschen Versandhändler in verschiedenen Funktionen, bevor er schließlich nach dem Burn-out kündigte, um sich auch beruflich zu verändern. Seine Ursprungsfamilie, so erklärt Heiko, sei »geprägt von besonderer Sachlichkeit bei gleichzeitiger Abwesenheit von Herzenswärme«. Die Erziehungsmethoden seiner Eltern fußten, wie noch häufig in deren Generation, auf der nationalsozialistischen Ideologie von Abhärtung und Gehorsam, nachzulesen im damals weitverbreiteten Ratgeber für Säuglingspflege »Die deutsche Mutter und ihr erstes Kind« von Johanna Haarer. Heikos Mutter, so erzählte sie ihm mehrfach, befolgte die vorgegebenen Regeln sehr genau: Heiko wurde gefüttert, gewickelt, hingelegt und erst nach vier Stunden wieder beachtet, um dann erneut gefüttert, gewickelt und hingelegt zu werden, egal, wie sehr er auch weinte und schrie. Zärtlichkeit oder Zuspruch spürte er selten, seelische Unterstützung oder Anerkennung erst recht nicht.

Die Liebe, die seine Eltern vielleicht für ihn empfanden, konnten sie ihrem Sohn nicht zeigen. Erst, als Heiko in Therapie ging, wurde ihm klar, dass dieser Missstand schon bestand, seit er ganz klein gewesen war – und dass er nachhaltig nachwirkte. »Ich kann nicht gut umgehen mit Ablehnung«, stellt Heiko heute fest. »Ich brauche sehr viel Anerkennung. Das ist als Erwachsener problematisch, denn das kriegst du einfach nicht mehr. Der Topf, der bei mir immer leer ist, der ist nie gefüllt worden.«

Stattdessen wurde gefordert, dass er die Regeln befolgte und auf seine Eltern hörte. »Schnauze halten, funktionieren, das habe ich mit der Muttermilch eingesogen.« Dass er mit dieser Haltung später in die eigene Familie ging, bedauert er sehr, findet es aber im Grunde nicht verwunderlich. »Ich habe gespürt, dass etwas nicht richtig ist, aber ich habe es doch so gelernt. Das kann doch nicht falsch sein!« Heiko fühlte sich »wie eine Kugel im Flipperautomaten« hin- und hergerissen zwischen dem Bedürfnis, Nähe und Zuwendung zu geben und zu bekommen, und dem verinnerlichten Drang, funktionieren zu müssen und Härte zu zeigen. Ein scheinbar unauflösbares Dilemma, das sich in massiven Versagens- und Verlustängsten äußerte und schließlich im Burn-out mündete.

»Er kam oft so böse rüber«

Zu Beginn ihrer Beziehung waren Heikos Angststörungen und dessen Ursachen noch kein Thema für das junge Ehepaar gewesen. In der Rückschau, da sind Heiko und Anja sich einig, sehen sie die Anzeichen. Einige Reaktionen und Verhaltensweisen Heikos erklären sich erst jetzt; zutage aber traten sie in jenem Jahr, das auf den 22. April 2015 folgte. Aufgefallen waren Anja allerdings bereits lange zuvor zweierlei Dinge: zum einen der fehlende Kontakt Heikos zu seiner Familie, abgesehen von seiner Mutter. Heikos Vater, berichtet sie, hat sie bislang nur ein einziges Mal gesehen, den Bruder genau zweimal auf den Beerdigungen der Großeltern.

Nach einer Meinungsverschiedenheit hatte Heiko vor über dreißig Jahren den Kontakt zu seinem beruflich sehr erfolgreichen Bruder abgebrochen, mit dem er ohnehin nie ein enges Verhältnis gehabt hatte: »Ich hatte immer das Gefühl, dass er mir vorgehalten wurde.« Mit seinem Vater – die Eltern hatten sich scheiden lassen, als Heiko gerade erwachsen war – pflegt Heiko seit über zwanzig Jahren keinen Umgang mehr. »Er hat sich nie für mich interessiert. Ich habe keine Lust, mich immer wieder verletzen zu lassen. Das brauche ich nicht.«

Die zweite Auffälligkeit wog in Anjas Augen bedeutend schwerer: Im Umgang mit den eigenen Kindern legte Heiko zuweilen eine sehr strenge Art an den Tag, »so ein bisschen mit der Brechstange«, sagt sie. Zwar bemühte er sich stets, ein liebevoller Vater zu sein, agierte aber oft auch äußerst autoritär, ohne jegliche Erklärungen; unverständlich für Heikos älteste, 1990 geborene Tochter und die drei weiteren Kinder – auf die 1998 gesund zur Welt gekommene zweite gemeinsame Tochter folgten 2000 der Sohn und 2005 die jüngste Tochter. »Es war immer klar, dass er die Kinder über alles liebt«, sagt Anja nachdenklich, »aber sie haben es nicht immer gespürt. Er kam oft so böse rüber.«

Nicht zuletzt deswegen hatte Anja häufig das Bedürfnis, die Kinder vor Heikos rabiater Art schützen und sie der Liebe ihres Vaters versichern zu müssen, auch wenn er diese den Kindern gegenüber oftmals betonte: »Ich würde meinen rechten Arm für euch geben«, sagte er oft. In der Folge wirkte und agierte sie deutlich inkonsequenter, was gelegentlich zu Streitereien zwischen den Ehepartnern führte. »Ich kam einfach nicht gut damit klar, wenn die Dinge nicht so liefen, wie ich es mir vorgestellt habe«, erklärt Heiko im Rückblick.

Dass Heiko permanent einen Mangel an Anerkennung verspürte, war bereits früher in mehreren Familienaufstellungen, an denen er teilgenommen hatte, deutlich geworden, spätestens aber in der gemeinsamen Paartherapie, die Heiko und Anja in den Jahren 2010 und 2011 gemacht hatten. Anja hingegen hatte zugleich das Gefühl, ihm genau diese Anerkennung nach Kräften zu geben.

Das Problem, so bemerkten beide damals, war zwar erkannt, aber die Gründe dafür blieben noch in der Schwebe. Eine Lösung ließ auf sich warten, eine etwaige Trennung stand jedoch nie im Raum. »Wir haben immer wieder festgestellt«, sagt Heiko entschieden, »dass wir uns lieben und zusammenbleiben wollen.« Gemeinsam überlegten sie sich Strategien, um diese Krise zu meistern, trafen klare Verabredungen und redeten viel miteinander – eine besondere Stärke der beiden, die sich in all den Jahren immer wieder als äußerst hilfreich und stützend erwiesen hatte.

»Wenn du die Milch auf den Herd stellst, kocht sie irgendwann über«

Von psychischen Problemen ist auch Anja nicht verschont geblieben. Seit 2009 ist sie an Hashimoto erkrankt, einer Autoimmunerkrankung, die sich zunächst in grippeähnlichen Symptomen äußert und zu einer chronischen Entzündung der Schilddrüse führt. In der ersten Zeit fühlte Anja sich dauerhaft antriebslos und erschöpft, war traurig ohne erkennbaren Anlass und schnell überfordert von den kleinsten alltäglichen Dingen; Heikos Symptome seines Burn-outs waren ihr also durchaus nicht fremd. Seine Erkrankung nahm sehr viel Raum ein, aber das konnte sie recht gut auffangen und in ihr gemeinsames Leben integrieren. Geholfen hat ihr dabei, dass sie zu der Zeit schon mehrere Jahre als Trauerbegleiterin arbeitete. Rückhalt holte sie sich bei Freundinnen, die ihr zuhörten und Anteil nahmen.

Auch die Kinder waren im Bilde. Beide, sowohl Heiko als auch Anja, haben sehr offen mit ihnen gesprochen und ihnen erklärt, dass die Probleme ihres Vaters auch mit dessen schwieriger Kindheit zu tun haben, in der er die Liebe seiner Eltern nicht gespürt hatte. Die Frage, warum diese Themen ausgerechnet jetzt so massiv an die Oberfläche drängten, haben die Kinder nie gestellt, und auch Heiko selbst hat darauf im Grunde nur eine Antwort: »Wenn du die Milch auf den Herd stellst, kocht sie irgendwann über.« Die Problematik, so sehen es beide Partner, war zwar vorher schon angelegt, aber jetzt ploppte sie endgültig auf.

Für Heikos und Anjas Kinder sind seelische Belange, traumatische Ereignisse und psychische Störungen ganz normale Bestandteile des menschlichen Lebens und beileibe keine Tabuthemen. Mit dem Wissen darum, dass ihre Schwester Sofie kurz vor der Geburt gestorben ist, sind sie aufgewachsen; ein Foto der Schwester hängt im Flur und ihr Todestag wird Jahr um Jahr bedacht. Von Anfang an haben Heiko und Anja ihren Kindern gezeigt, dass sie sich aktiv mit Problemen auseinandersetzen.

»Sie wissen, dass wir Menschen sind, die immer mal belastende Themen am Start haben«, sagt Heiko.

Nicht einfach allerdings war die Tatsache, dass Heiko nach der Burn-out-Diagnose den Kontakt zu seiner Mutter abgebrochen hat. In der Therapie war ihm klar geworden, »wie emotional kalt die Beziehung ist«. In jeder Begegnung, so fasst Heiko es zusammen, wurde er an all das erinnert, was ihm als Kind schon gefehlt hatte. Wie ein roter Faden ziehe sich das negative Feedback vonseiten der Mutter durch sein gesamtes Leben. »Es blieb halt immer an der Oberfläche, dazu dieses Hinterherrennen nach Anerkennung, aber nicht erreichen«, erläutert Heiko kopfschüttelnd. In der Therapie habe er die »Wirkungskette bemerkt, die fehlende Liebe in der Kindheit und wie sich das im Erwachsenenleben fortgesetzt hat«.

Den Kontaktabbruch empfand Heiko als extrem entlastend, für Anja allerdings, die seine Beziehung zur Mutter bis dahin als relativ herzlich empfunden hatte, kam er wie aus heiterem Himmel, auch wenn sie erkennen konnte, warum das für ihn so sein musste. Dass sie nun ebenfalls keinen Kontakt mehr zur Schwiegermutter pflegte, war für Heiko ganz wesentlich, die Kinder wiederum nahm er ausdrücklich davon aus, im Gegenteil: »Ich habe explizit gesagt, dass ich mir wünschte, dass sie den Kontakt behalten. Ich möchte nicht schuld daran sein, dass die Kinder nichts mit ihrer Oma zu tun haben.«

Die älteste Tochter hatte dann auch weiterhin viel mit ihrer Oma, deren neuer Lebensgefährte kurz zuvor verstorben war, Kontakt; die beiden mittleren Kinder hielten losen Kontakt, die Jüngste eher sporadisch – vielleicht auch, weil sie, wie Anja vermutet, »am meisten mitbekam, wie der Vater unter der Beziehung gelitten hatte«.

Versuche der Mutter, den Kontakt zu Heiko wieder aufzunehmen, scheiterten zunächst: »Wenn sie keinen wirklichen Austausch pflegen kann, kann ich keinen Kontakt haben.« Mittlerweile aber hat der Wind sich gedreht – heute ist Heiko mithilfe der noch andauernden ambulanten Therapie in der Lage, Kontakt zu haben, ohne über Vergangenes sprechen zu müssen – vor allem der Kinder wegen.« »Sie sollen die Chance haben, die erweiterte Familie kennenzulernen. Und der Kreislauf soll durchbrochen werden – die Geschichte mit den Kontaktabbrüchen soll sich nicht weiter fortsetzen.« Vor Kurzem hat Heiko drei Briefe mit dem Vorschlag, sich bald einmal zu treffen, in die Post gegeben – an seinen Vater, den Bruder und die Mutter. Vor allem die jüngste Tochter war ganz begeistert davon. Wie es weitergeht mit der erweiterten Familie, ist noch offen.

»Anja ist für mich eine Bank, auf die ich mich verlassen kann«

Heute, sechs Jahre nach seiner Burn-out-Diagnose, geht es Heiko vielleicht sogar besser denn je. Die zweijährige Auszeit, die Therapie, die aktive Auseinandersetzung mit seiner Herkunftsfamilie, all das hat ihn verändert, »zu seinem Vorteil«, wie Anja findet. »Weil er weicher geworden ist. Weil es ihm bewusst geworden ist, wie er war. Er hat mit den Kindern gesprochen, darüber, dass es ihm leidtut, wie er mit ihnen umgegangen ist.« Das Resümee, das sie zieht, ist positiv. »Heiko hat sich verändert, aber auch für sich etwas verändert.«

Nach den zwei Jahren, in denen Heiko krankgeschrieben war, schickte die Rentenversicherung ihn zur Kur, um zu sehen, ob er dauerhaft erwerbsunfähig sei. Heiko stemmte sich dagegen und startete stattdessen noch mal voll durch. Aus der Kurklinik heraus schrieb er einen ganzen Schwung Bewerbungen; ein Hamburger Forschungsinstitut meldete sich: »Genau das Richtige für mich, ich wollte unbedingt noch mal etwas Sinnvolles machen.« Als es ihm wieder schlechter ging und eine erneute ambulante Therapie notwendig wurde, erklärte er sich ganz offen an seinem Arbeitsplatz: »Ich mache eine Therapie, dafür brauche ich jede Woche eine bestimmte Zeitspanne«; für seinen Arbeitgeber war das in Ordnung.

Seither hat Heikos Arbeitsleben eine sehr gute Entwicklung genommen. Als Personaler leitet er nun ein Team von acht Leuten, was ihm viel Spaß macht. Auch privat stimmt es: Die

Lust auf Veränderung hat auch Anja angesteckt. Vor gut einem Jahr sind die beiden mit der damals 14-jährigen Tochter – die älteren Kinder sind bereits ausgezogen – aus dem Kreis Segeberg nach Halstenbek gezogen. Von hier aus kann Heiko täglich mit dem Rad zur Arbeit fahren und somit seiner neuen Leidenschaft, dem Radfahren, das er auf der Kur wiederentdeckt hat, frönen: »Ich bin so der Typ Grenzgänger, gehe gern über Grenzen, fahre lange Strecken, sehe das zugleich als Meditation, kriege da die Birne frei.«

Anja kann ihre Arbeitsstelle jetzt ebenfalls schneller erreichen. Heiko, ihren Ehemann, sieht sie mit mildem, aber zugleich nüchternen Blick: »Ich weiß, er hat eine Klatsche«, sagt sie augenzwinkernd, »aber ich liebe ihn und wir gucken mal, was morgen ist.«

Für Heiko ist genau diese Haltung Anjas ein Glück. »Anja ist für mich eine Bank, auf die ich mich verlassen kann.« Ihre absolute Stärke, so sieht er es, sei, dass sie »mit allen Situationen umgehen kann, sehr im Hier und Jetzt ist. Das ist ein großer Vorteil, sie spekuliert nicht, was sein oder passieren könnte. Es ist jetzt, wie es ist.«

Was sie zusammenhält, ist, wie sie einstimmig sagen, nach all den Jahren die Liebe. Und die Tatsache, dass es ihnen nie langweilig miteinander wird. Auch nicht, wenn die jüngste Tochter eines Tages als letztes der Kinder flügge werden wird, da sind sie sich gewiss.

Außerdem ist da ja noch ein nicht zu unterschätzender Aspekt: Heiko und Anja haben von Anfang an viel Spaß miteinander, seit ihrem ersten gemeinsamen Abend, an dem sie so eng aneinandergeschmiegt zu Element of Crime schwoften. Seine »Klatsche«, wie er seine psychische Erkrankung liebevoll nennt, sieht Heiko mehr als »eine Besonderheit. Es gibt viele Menschen, die Schwierigkeiten haben aufgrund der Art und Weise, wie sie aufgewachsen sind. Ich bin da kein Sonderfall. Andere gehen damit vielleicht lockerer durchs Leben als ich und werden nicht psychisch krank. Das muss man dann auch mal relativieren, nicht ganz so ernst nehmen, man muss es nicht überdramatisieren. Das macht es leichter, damit umzugehen.«

Anja nickt. Ihr langer Zopf ist schon längst verschwunden, und Heikos rotblonde Locken sind ebenfalls Vergangenheit. Und auch wenn ihr Musikgeschmack sich mittlerweile verändert haben mag – immer noch schmiegen sie sich gern eng aneinander, so wie damals, vor nunmehr fast 27 Jahren. Und: Anja isst die Kappe ihres Frühstückseis immer noch nicht mit. Aber daran hat Heiko sich längst gewöhnt.

»Wir ergänzen uns sehr gut«

Claudia und Julia Ueckermann

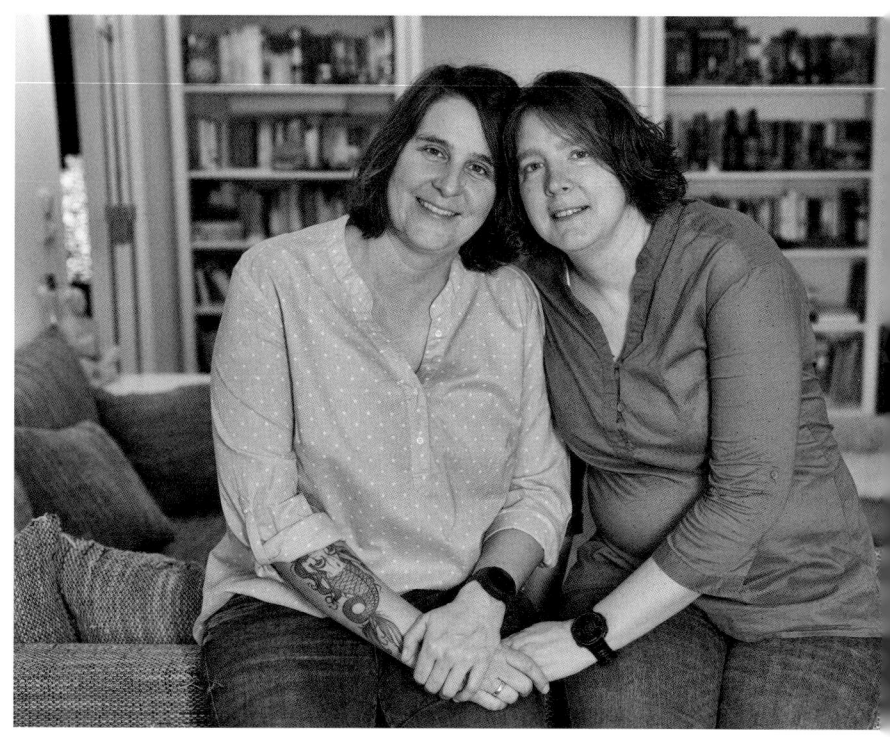

Julia Ueckermann *(41), Sozialversicherungsfachangestellte, leidet seit ihrem 17. Lebensjahr unter schweren Depressionen und Angst- und Panikattacken.*
Claudia Ueckermann *(46), studierte Krankenkassenbetriebswirtin, hat 24 Jahre lang als Teamleiterin, Controllerin, Multiprojektmanagerin und Teilprojektleiterin bei einer großen Krankenkasse gearbeitet, bevor sie sich 2018 als amtliche Betreuerin selbstständig machte. Zurzeit studiert sie zusätzlich noch Betreuungsrecht. Julia und Claudia sind seit April 2019 verheiratet und leben gemeinsam mit Claudias achtjähriger Tochter am Rande Bielefelds.*

Die Tür wird aufgestoßen, ein braun-weiß gefleckter Dackel schießt wedelnd ins Zimmer, gefolgt von einem braunbezopften kleinen Mädchen: »Mama, er bellt immer! Er will einfach nicht ruhig sein!«

Claudia fängt den munteren Dackeljungen gekonnt ein und setzt ihn sich auf den Schoß, während ihre Frau Julia ihre achtjährige Stieftochter wieder nach oben in ihr eigenes Reich begleitet. Bei den Ueckermanns herrscht viel Leben in der Bude. Der junge Dackelrüde ist zwar nur zu Besuch, aber sie besitzen selbst zwei fröhliche Kurzhaardackel, die mit ihnen in den beiden oberen Stockwerken des Reihenendhauses leben, dazu drei Katzen und ein Aquarium voller Fische. Alle zwei Wochen kommt für ein Wochenende Claudias zwölfjährige Adoptivtochter zu Besuch, die aus einer früheren Beziehung stammt und in einer Pflegeeinrichtung in der Nähe (Rinteln) lebt. Ihre leibliche

Mutter ist psychisch erkrankt und kann sich deshalb nicht hinreichend um sie kümmern.

Unten, im Erdgeschoss, wohnen Claudias Mutter und ihr Stiefvater. »Das geht eigentlich ganz gut«, sagt Claudia und streichelt dem Hund über die vorwitzige Nase. »Wir haben draußen ein Schild, und wenn wir es umdrehen, dann weiß meine Mutter, dass wir jetzt unsere Ruhe haben möchten.«

Seit neun Jahren kennen sich Julia und Claudia, seit vier Jahren sind sie ein Paar, seit 2017 wohnen sie zusammen in Claudias Haus am Rande Bielefelds. Julia, die zuvor viele Jahre lang allein gelebt hatte, zog also mit einer ziemlich umfangreichen Patchworkfamilie zusammen, eine enorme Umstellung, die nicht ganz einfach war, Julia aber auch viel Spaß gemacht hat – und immer noch macht. »Das Kind ist wirklich ein einfaches Kind, kaum anstrengend«, sagt sie lächelnd, als sie sich wieder dazusetzt. »Aber plötzlich musste ich mich mit ganz anderen Fragen beschäftigen: Welcher Kindergarten ist der richtige? Und: Was macht man den ganzen Tag mit einem Kind?«

Zum Glück hatte sie aber schon ein wenig Vorerfahrung mit Claudia und ihrer Tochter, denn die Beziehung zwischen den beiden Frauen ist langsam gewachsen. Kennengelernt haben sie sich vor neun Jahren über eine Arbeitskollegin Claudias, mit der Julia damals liiert war. Nach deren Trennung lag der Kontakt eine Weile brach, aber dann begegneten sich Julia und Claudia zufällig wieder, und das ohnehin schon gute Verhältnis zwischen ihnen nahm an Fahrt auf und wandelte sich langsam von einer Freundschaft hin zu einer Liebesbeziehung. So richtig funkte es, als Claudia nach einem zweijährigen Aufenthalt in der Nähe von Kiel mit ihrer kleinen Tochter zurück nach Bielefeld zog. Julia lud sie damals in ihre geräumige Wohnung nach Gütersloh ein, und so nahm das Schicksal seinen Lauf. Nur wenig später begannen sie gemeinsam, Claudias Haus zu zwei getrennten Wohneinheiten umzubauen, damit alle genug Platz darin finden.

»Mit einem Kind zu leben, ist natürlich anders, aber ich kannte die beiden ja schon zusammen«, erzählt Julia. »Jetzt ist es einfach nur intensiver.« Als Paar komme man nicht mehr zu allem, was man so möchte, aber Claudias mit im Haus lebende Mutter sei da eine große Hilfe, sie könne auch mal auf die Tochter aufpassen, wenn Claudia und sie ins Kino oder essen gehen möchten. »Und wenn ich mal Luft holen muss, dann gehe ich einfach mit den Hunden fünf Minuten länger spazieren.«

Die beiden Kurzhaardackel sind das gemeinsame Steckenpferd der beiden Frauen, die sich die Verantwortung für sie, aber auch für den gesamten Haushalt und die Kinderbetreuung aufteilen, ohne das groß absprechen zu müssen. Einzig die Erziehung und Ausbildung der beiden Hunde übernimmt großenteils Julia, wozu auch der Besuch der Hundeschule gehört. »Die Erziehung ist in ihren Händen besser aufgehoben, weil ich nicht die Konsequenteste bin«, sagt Claudia schmunzelnd.

Das weiß auch die Tochter zu nutzen: »Wenn sie etwas will, läuft sie eher zu Claudia als zu mir«, ergänzt Julia und wirft ihrer Frau einen amüsierten Blick zu.

»Ich vermisse das Rausgehen, etwas zu schaffen«

Julia und Claudia verstehen sich, ohne viel darüber reden oder gar streiten zu müssen. Es gibt aber auch Tage, an denen nicht alles wie von selbst Hand in Hand geht. Das sind die Tage, an denen es Julia schlechter geht, an denen die Depressionen sie daran hindern, aufzustehen, alltägliche Dinge zu erledigen und lieb gewonnenen Ritualen zu folgen wie den gemeinsamen Mahlzeiten. Normalerweise essen alle drei immer zusammen, aber an Hochtagen, wie Julia es nennt, kann sie auch bis zu zwanzig Stunden durchschlafen. Dann geht nicht viel, manchmal gelingt es Julia in diesen Phasen auch nicht, die Achtjährige, wie ursprünglich geplant, in die Schule zu bringen. Hier springt Claudia ein, die Julia auch schlafen lässt, wenn sie erkennt, dass Jule – wie sie ihre Frau liebevoll nennt – ihren Schlaf braucht.

Dass Claudia sich 2018 als gesetzliche Betreuerin selbstständig gemacht hat und von zu Hause aus arbeitet, erlaubt ihr eine gewisse Flexibilität, die ihr an solchen Tagen natürlich zugutekommt. Die Entscheidung, nach 24 Jahren aus der Festanstellung in die Eigenständigkeit zu wechseln, war für die studierte Krankenkassen-Betriebswirtin eine der besten Entscheidungen ihres Lebens. »Ich liebe meine Arbeit und möchte das noch lange machen«, sagt sie und bläst sich eine dunkle Strähne aus der Stirn. Ethische Gründe haben sie bewogen, bei der Krankenkasse aufzuhören. »Ich konnte das System einfach nicht mehr vertreten«, sagt sie. »Aber ich kann gut erklären und Dinge für Leute organisieren. Das mache ich im Privaten auch.«

Schwingt da vielleicht eine Art Helfersyndrom mit? Julia nickt sofort, Claudia zögert. »Ja, auch wenn ich das nur ungern zugebe. Helfersyndrom, das klingt, als könne man nicht gut logisch denken, als ob man alles nur emotional abhandelt und weniger rational. Dabei setze ich mich einfach gern für Leute ein, die sich nicht selbst für sich einsetzen können.«

Manchmal auch für ihre Frau, die in diesem Jahr ebenfalls einen großen Schnitt in ihrem Berufsleben gemacht hat. Im Mai hat Julia nach gut zehn Jahren ihre Anstellung – auch sie arbeitete bei einer Krankenkasse, allerdings nicht derselben wie Claudia – in Bielefeld aufgegeben. Die Tätigkeit an sich machte viel Spaß, aber die Begleitumstände stimmten für sie immer weniger. Der Druck stieg permanent an, deshalb entschied Julia sich, eine Pause einzulegen und den Arbeitsvertrag aufheben zu lassen. Eine Pause, die ihr allerdings nicht durchgängig guttut. »Ich vermisse das Rausgehen, etwas zu schaffen, Kollegen zu sehen.« Und, vielleicht das Wesentliche: Sie muss sich nun eine eigene Tagesstruktur erschaffen, was mal gut, mal weniger gut funktioniert.

Langfristig gesehen, will Julia unbedingt wieder arbeiten gehen, allerdings nicht mehr in ihrem erlernten Beruf. Eine Umschulung zur Ergotherapeutin oder Orthopädietechnikerin würde sie reizen, um vielleicht später Prothesen zu bauen. Büroarbeit, das weiß sie nun definitiv, liegt ihr nicht, sie möchte gern wieder handwerklich arbeiten. Darin hat sie Erfahrung: Nach der Realschule absolvierte sie eine Ausbildung als KFZ-Mechanikerin und arbeitete ein halbes Jahr als Gesellin, bevor sie vom

Arbeitsamt in die Umschulung zur Sozialversicherungsfachangestellten gedrängt wurde. Jetzt, mit 41 Jahren, ist es für sie an der Zeit, ihre Position noch einmal neu zu bestimmen und sich selbst neu zu justieren. Manches wird sie hinter sich lassen können, anderes mitnehmen müssen. Dazu gehören die Depressionen, die sie seit ihrem 17. Lebensjahr begleiten.

»Ich gehe dann mehr in den Rückzug und komme ins Schweigen«

1979 in Berlin geboren, wuchs Julia in einem Dorf bei Gütersloh auf. »Tausend Einwohner, erzkatholisch«, erklärt sie. Die Realschule besuchte sie in Harsewinkel, zeitweilig auch in Hamburg. Mit 15 Jahren entdeckte Julia, dass sie sich zu Frauen hingezogen fühlte. Schließlich vertraute sie sich einer engen Freundin an, was in einer Katastrophe mündete: »Am nächsten Tag wusste es die ganze Schule. Von heute auf morgen wurde ich zur Außenseiterin.« Das setzte sich fort – ständig stellte Julia sich aufs Neue die Fragen: »Bin ich nicht richtig? Was ist falsch an mir?« In dieser Zeit begannen die Depressionen, die sich zusehends verstärkten, bis Julia im Alter von 17 Jahren schließlich bereits an einer schweren Depression litt. Sie versuchte, die Fassade aufrechtzuerhalten, mit Pseudofreunden und einer heterosexuellen Außenwirkung, ergriff dann aber die Flucht, wenn es allzu ernst zu werden drohte. Schließlich rutschte ihr endgültig der Boden unter den Füßen weg. Mehrfache längere Klinikaufenthalte schlossen sich an, gefolgt von ambulanter therapeutischer Begleitung. Auch heute noch ist Julia in therapeutischer Behandlung, medikamentös wird sie zurzeit neu eingestellt, ein langwieriger, nie ganz einfacher Prozess.

Hat sie mittlerweile Strategien für den Umgang mit ihrer chronischen Krankheit gefunden? Julia nickt. »Wenn die Depression kommt, versuche ich, ihr nicht nachzugeben. Denn wenn ich dem nachgebe«, sagt sie, »dann gehe ich unter. Ich versuche stattdessen, Struktur zu halten, nach vorne zu gehen, zu sprechen.« Letzteres ist ihr besonders wichtig. Das bei ihr sehr ausgeprägte Verstummen nämlich ist eines der stärksten Kennzeichen der Depression. »Ich gehe dann mehr in den Rückzug und komme ins Schweigen«, erklärt Julia. Rückblickend war genau das oftmals ein Trennungsgrund in ihren früheren Partnerschaften, »weil ich zu anstrengend war, Zeit für mich gebraucht habe, mich zurückgezogen habe«, sagt sie leise.

Claudia wiederum findet Julias inneren Rückzug nicht anstrengend. »Ich merke aber, je weniger sie spricht, desto mehr liegt im Argen«, sagt sie. »Dann bohre ich schon das eine oder andere Mal nach, ob es Aktuelles ist, bei dem ich helfen kann. Mir tut es leid für sie, sie verpasst dann so viel vom Leben.«

Sie kann Julia in solchen Phasen durchaus helfen, indem sie ihre Frau darin unterstützt, das Gespräch zu suchen. »Meist lässt sie mich in Ruhe«, berichtet Julia, »aber wenn es zu still wird, kommt sie und fordert mich: ›Geh mal raus, mach mal was mit den Hunden!‹« Das klappt nicht immer, aber oft. Claudia, so kann man es sehen, reicht Julia sinnbildlich die Hand, an der Julia sich dann entlanghangeln kann, mal eigenständig, mal, indem sie nach Claudias Hand greift, sollte sie straucheln.

Ist es nicht beruhigend, jemanden an der Seite zu haben, der die eigene komplizierte Persönlichkeit nicht als anstrengend empfindet? Julia zögert, dann nickt sie. »Ja«, sagt sie. »Obwohl ich das manchmal nicht recht glauben kann.« In schlechten Phasen, verrät sie, sorgt sie sich dennoch, dass Claudia sie irgendwann doch vielleicht verlässt, weil sie Julias Krankheit nicht mehr erträgt. Oder weil sie so oft zurückstecken muss.

In welcher Hinsicht steckt Claudia denn zurück? Claudia muss eine Weile nachdenken, bis ihr dazu etwas einfällt. »Bei Alltäglichkeiten«, sagt sie schließlich. »Wenn man dann eben nicht abends noch mal zwei Stunden zusammensitzt und Karten spielt, weil Julias Depressionen sie derart ermüden, dass sie nur noch schlafen gehen kann.« Julia fehlt also manchmal im alltäglichen Leben einfach durch ihre Abwesenheit als Partnerin. Claudia vermisst sie dann. Und auf eine gewisse Art ist das ja auch ein gutes Zeichen: Julia fehlt Claudia, wenn sie nicht da ist. Weil sie ausnehmend gern Zeit mit ihr verbringt.

»Sie ist eben so, und ich liebe sie, so, wie sie ist«

Dass es Julia oftmals nicht gut geht, hatte Claudia von Anbeginn an mitbekommen; abgeschreckt hat es sie nicht. Psychische Problematiken waren ohnehin kein Neuland für sie, zum einen hat sie beruflich viel mit Menschen mit chronischen Erkrankungen zu tun, zum anderen hatte sie vorab auch schon Beziehungen mit Frauen, die unter psychischen Problemen, auch Depressionen, litten. Die Erkrankung selbst war Claudia also bekannt, die Auswirkungen waren es allerdings nicht. Dass es »nichts ist, das wieder weggeht«, war ihr hingegen klar. Zum wirklichen Thema zwischen Claudia und Julia wurden die Depressionen aber erst, als sie eine Liebesbeziehung eingingen.

Vier Wochen danach wurde Julia nämlich in einer Klinik drei Monate stationär aufgenommen, der anvisierte Platz war schneller frei geworden als geplant. »Das war mir schon sehr unangenehm, mich dahingehend erklären zu müssen«, erinnert sich Julia und verzieht das Gesicht. Dabei waren erste Anzeichen schon früher für Claudia erfahrbar geworden. Zu Beginn der Beziehung lebte Julia noch in Gütersloh, dort schickte sie Claudia gelegentlich wieder fort, wenn diese zu Besuch kam. »Ich konnte so viel Nähe nicht ertragen. Und dass Claudia mich so erlebte, wie ich mich nicht zeigen wollte.« Julia war durchaus bewusst, dass das spätere Zusammenziehen mit Claudia ein großer Schritt sein würde, der auch bedeutete, derlei Situationen nicht mehr ausweichen zu können, sich stets in Gänze zeigen zu müssen. Und er bedeutete zudem, dass sie versuchen würde müssen, die Fassade für Claudias Tochter aufrechtzuerhalten, zumindest einigermaßen.

Die heute Achtjährige weiß inzwischen sehr genau, dass es immer wieder auch längere Phasen gibt, in denen es Julia nicht gut geht, und sie reagiert ausgesprochen einfühlsam. Im vorigen Jahr war Julia fünf Wochen in der Reha, zu dem Anlass haben die beiden Frauen der Tochter erklärt, dass es verschiedene Arten von Krankheiten gebe, solche, die man sehen könne, wie eine

Erkältung oder einen Beinbruch, und solche, bei denen man traurig sei und sich nicht gut fühle. Und neulich wiederum hat das kleine Mädchen Julia gefragt, warum sie eigentlich so traurig sei. Julia musste nicht lange überlegen: »Manchmal weiß man eben nicht, warum das so ist, dass man wütend oder traurig ist«, hat sie geantwortet und zuckt mit den Schultern. »Manchmal ist es für mich auch nicht zu greifen«, sagt sie. »Das ist ja auch normal.«

Gelegentlich, wenn Julia komplett ausfällt und alles an Claudia hängen bleibt – das Kind, die Hunde, die Katzen, die Arbeit, das Fernstudium, der Haushalt und noch dazu die Sorge um Julia –, dann zehrt die Situation auch an Claudias Kräften. Bislang aber ist es ihr immer gelungen, die Mehrfachbelastung zu stemmen. Und noch dazu die Vorbehalte von anderen Menschen zu ertragen: »Hast du dir das nicht auch ein bisschen anders vorgestellt?«, wird sie gelegentlich gefragt. Kann sie das wegstecken? Claudia nickt. »Ja, denn ich wusste es ja vorher. Und natürlich stellt man es sich anders vor. Aber Julia stellt es sich ja auch anders vor, sie ist ja nicht gern so!«, sagt sie energisch. »Für sie ist es schlimmer als für mich. Mir tut es leid für sie. Denn sie macht die Sachen ja nicht etwa nicht, weil sie keine Lust dazu hat, sondern weil sie es eben nicht kann!« Was ihr auch hilft, ist der sporadische Kontakt zu einer Angehörigengruppe von Menschen mit psychischen Erkrankungen, in deren Forum sie in Zeiten der Anspannung gern mal hineinschaut. Für Claudia ist ihre Situation als Partnerin aber nicht vergleichbar mit dem Leid, das Julia empfindet. Das hat sie auch einer Freundin erklärt, die sie fragte, wie sie das bloß aushalten könne. »Es gehört zu ihr, sie ist eben so, und ich liebe sie, so wie sie ist«, bekräftigt Claudia. »Ich versuche, das Beste draus zu machen. Und ihr das Gefühl zu geben, dass es sich doch eben lohnt.«

Worauf Claudia anspielt, das ist der Suizidversuch, den Julia vor Jahren unternommen hatte. Julias Mutter, die sehr unter den Depressionen ihrer Tochter leidet, ist deswegen immer noch extrem besorgt, auch wenn Julia ihr immer wieder erklärt, dass das mittlerweile außerhalb ihrer Gedankenwelt stehe. Julias frühere Freundin hatte sich ein Jahr nach der Trennung das Leben genommen, und Julia möchte das niemandem antun, so von der Welt zu gehen: »Ich weiß, wie das ist, zurückzubleiben.«

Claudia ihrerseits vertraut darauf, dass Julia ihr in einer extremen Krisensituation rechtzeitig Bescheid sagen würde, wenn ihr Suizidgedanken kämen.

»Claudia ist immer für mich da, egal, was kommt«

Claudia wie Julia finden übereinstimmend, dass die Depressionen bei Weitem nicht den größten Teil der Persönlichkeit Julias dominieren, eher »so 25 Prozent«. Aber bringt Julias Erkrankung wiederum vielleicht sogar eine bestimmte Qualität mit in ihre Persönlichkeit, die auch anziehend wirken kann? Das kann Claudia vorbehaltlos bejahen: »Die Tiefe der Empfindungen und Gedanken ist einfach intensiver«, meint sie, auch der Austausch zwischen den beiden Frauen, die Emotionalität. Zu oberflächlichen Menschen fühlt sie sich ohnehin nicht sonderlich hingezogen. »Ich mag Ecken und Kanten, das finde ich viel spannender. Und dass Jule trotzdem an manchen Tagen glücklich und fröhlich ist, das finde ich faszinierend. Sie lässt sich nicht hängen, will mit aller Macht gut leben. Sie hat so viel Power, dass sie sich das Leben durch die Depressionen nicht vermiesen lassen will«, sagt sie und sieht zu ihrer Frau, die entschieden nickt.

»Dafür bin ich auch zu wütend darüber!«, bestätigt Julia.

Beeindruckend findet Claudia auch, dass ihre Frau sich gut aufs Sofa legen und nichts tun kann. »Ich kann das nur bewundern, ich muss immer was tun, lesen, arbeiten, reden …«, sagt sie kopfschüttelnd. Julia lächelt. Sie hingegen wundert sich eher, dass Claudia genau diese Fähigkeit zum Nichtstun nicht besitzt.

In vielerlei Hinsicht wirken Julia und Claudia ausgesprochen gegensätzlich; Julia ist augenscheinlich die Ruhigere, Passivere von beiden, Claudia scheint die Temperamentvollere,

Aktivere zu sein. Das drückt sich auch im praktischen Leben aus: »Julia hat einen sehr guten Blick auf die Dinge, erkennt das Wesentliche, während ich selbst den Wald vor lauter Bäumen nicht sehe«, erklärt Claudia. »Julia kann besser einschätzen, wie es wirklich ist.« Im Gegensatz zu Claudia, die sich selbst als eher gutgläubig beschreibt, hat ihre Frau ihrer Meinung nach eine gute Menschenkenntnis. Und: »Jule macht die Dinge ganz genau und von Anfang bis Ende. Mir reichen auch manchmal 80 Prozent«, bekräftigt Claudia lächelnd. »Die fisseligen Dinge, die Genauigkeit erfordern, wie zum Beispiel Bilder aufhängen, das macht lieber Jule, dann hängen sie nämlich am Ende in der richtigen Höhe und gerade.«

Große Teile des Hauses haben sie jedoch gemeinsam umgebaut. »Wir können erstaunlich gut zusammenarbeiten«, sagt Julia. »Wir ergänzen uns sehr gut.«

Auch die Aufgabenteilung in anderer Hinsicht funktioniert ohne große Absprachen. Die beiden gehen sehr achtsam miteinander um, arbeiten Hand in Hand. »Wir ticken ähnlich«, meint Claudia. »Wir haben ähnliche Wertvorstellungen, uns sind ähnliche Dinge wichtig: Ehrlichkeit, Zuverlässigkeit.«

Das klingt nach einem starken Band, das vor allem auch, wie die beiden es sehen, durch ein sehr starkes Vertrauen gehalten wird. »Claudia ist immer für mich da, egal, was kommt«, sagt Julia mit Tränen in den Augen. »Da kann es mir noch so schlecht gehen. Ich schätze sie unfassbar.« Im nächsten Augenblick muss sie lachen. »Es ist peinlich, dass ich immer so viel rumheule.«

Das findet Claudia nicht: »Dafür bin ich manchmal eine richtige Wadenbeißerin, wenn die Hormone mal wieder mit mir durchgehen!« Wahrscheinlich, schlussfolgert sie, hätten sie sich deshalb die beiden Dackel angeschafft, die ja auch Wadenbeißer sind.

Für die Zukunft sind noch weitere Wadenbeißer geplant; auch viele andere Ideen haben die beiden, die sie gern verwirklichen möchten, wenn die Tochter groß und aus dem Haus ist und die Zeit dafür reif scheint: gemeinsame Reisen und Unternehmungen, Deutschland erkunden, einmal in Dänemark leben –

auf Fanö vielleicht, wo sie schon jetzt sehr gern Urlaub machen. Der größte Wunsch aber von Claudia und Julia ist bereits in Arbeit: zusammen alt werden.

»Sie hat mir das Leben gerettet«

Marlene E. und Steffen T.

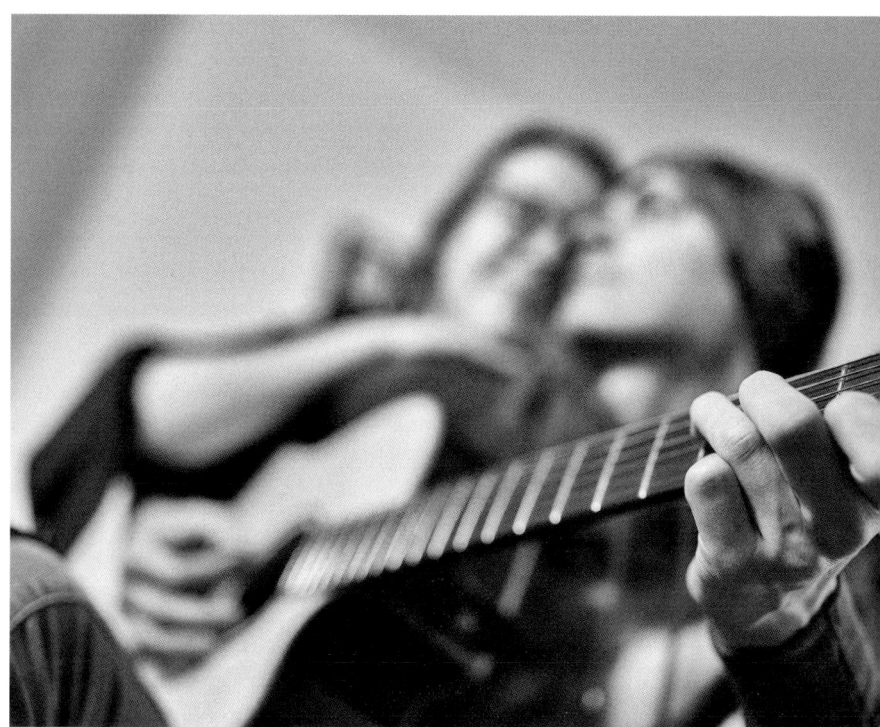

Steffen T. (38), Tontechniker und Medienwirt, arbeitet seit über zehn Jahren in einer Werbeagentur und erkrankte mit Mitte zwanzig zunächst an Depressionen, dann an Magersucht. Seine Lebensgefährtin Marlene E. (32), Kommunikationswissenschaftlerin, lernte er 2013 in einer Klinik für Essstörungen kennen. Ihre damalige Bulimie hat Marlene mittlerweile überwunden, leidet aber bis heute unter einer Traumafolgestörung und Depressionen. Seit 2017 leben beide zusammen in einer Mietwohnung in Karlsruhe.

Mai 2013. Die kleine Kneipe hoch oben auf der Schwäbischen Alb liegt nur zehn Minuten zu Fuß von der Klinik für Psychosomatik entfernt, aber von Steffens Mitpatienten ist nur eine knappe Handvoll gekommen. Dazu animiert hat sie Marlene, die jetzt in der ersten Reihe sitzt und nachdenklich den eigenkomponierten Liedern lauscht, zu denen sich Steffen selbst auf der Gitarre begleitet. »Das hat mich nachhaltig beeindruckt, dass sie sich da so für eingesetzt hat und überhaupt zum Konzert gekommen ist«, sagt Steffen sieben Jahre später und lächelt Marlene an, die neben ihm im gemeinsamen Wohnzimmer sitzt.

In der Klinik für Essstörungen nahmen sowohl Steffen als auch Marlene seinerzeit eine Sonderrolle ein. »Steffen fiel auf, weil er männlich ist, und ich, weil ich nicht dünn war«, erklärt Marlene, die Steffen gleich sympathisch gefunden hatte. Das beruhte von Anfang an auf Gegenseitigkeit, zunächst aber entwickelte sich nur eine lose Bekanntschaft zwischen den beiden. »Das Setting war nicht so beziehungsfördernd«, sagt Marlene schmunzelnd.

»Und wir hatten damals andere Probleme, als einen Partner zu finden«, ergänzt Steffen.

Marlene war zu der Zeit wegen ihrer Bulimie, die auch als Ess-Brech-Sucht bezeichnet wird, in die Klinik aufgenommen worden; aber eigentlich, so sieht sie es im Nachklang, »brauchte ich einfach mal eine Auszeit«. Eine Auszeit von ihrem Leben als »Young Carer« (junge Pflegende), das sie bereits seit dem Alter von 14 Jahren zu führen gezwungen war. 1989 in Wiesbaden geboren, war sie nach der frühen Scheidung der Eltern mit der Mutter nach Karlsruhe gezogen, während ihr zwei Jahre jüngerer Bruder beim Vater verblieben war. Bereits als Jugendliche hatte sie rasch selbstständig werden und sich um die schwer erkrankte Mutter kümmern müssen, neben der emotionalen Unterstützung musste sie zeitweilig auch Aufgaben der Körperpflege und Haushaltsführung übernehmen. Ein Rundumjob, den auch ein Erwachsener nur mit größter Mühe bewältigen kann – für eine Jugendliche fast nicht zu schaffen. Aber Marlene stemmte die Mammutaufgabe; etwas anderes blieb ihr auch kaum übrig. »Ohne mich wäre meine Mutter sicherlich schon früher gestorben«, sagt sie.

Die Umkehrung der Rollenverhältnisse brachte die junge Frau früh dazu, zusehends weniger Augenmerk auf ihre eigenen Bedürfnisse, sondern vermehrt auf die der Mutter zu legen. Nach und nach entwickelte sie Angst- und Panikattacken und eine Essstörung, die sich hin zu einer Bulimie steigerte. Dennoch gelang es Marlene, ihr Studium der Kommunikationswissenschaften mit dem Master abzuschließen und bei einem großen Radiosender als freie Mitarbeiterin Fuß zu fassen.

Doch die enorme Belastung durch die Pflege der Eltern – auch der Vater war schließlich schwer an Krebs erkrankt – brachte sie immer wieder an den Rand ihrer Kräfte. Unterstützung fand sie in langjähriger therapeutischer Begleitung und während mehrerer stationärer Klinikaufenthalte. Beim zweiten Aufenthalt lernte sie Steffen kennen.

Steffen, 1982 im schwäbischen Sindelfingen geboren und in einer ländlichen Region nahe Tübingen aufgewachsen, hatte nach dem Abitur zunächst eine Ausbildung zum Tontechniker absolviert und dann Medienwirtschaft studiert. Zum Ende der Studienzeit musste Steffen einen herben Schicksalsschlag hinnehmen, als seine Mutter 2005 an einem Gehirntumor verstarb. Das bis dahin recht harmonische Familienleben veränderte sich dadurch sehr. Als nach einer kurzen Phase der beruflichen Orientierungslosigkeit auch noch Steffens langjährige Beziehung auseinanderging, begannen seine gesundheitlichen Probleme, sich zusehends stärker zu manifestieren. Zwei Jahre nachdem er begonnen hatte, in der Werbebranche zu arbeiten, wurde ihm selbst klar, dass seine sich verstetigende Gewichtsreduzierung nicht mehr nur auf eine Ernährungsproblematik zurückzuführen, sondern Symptom einer ernsthaften Erkrankung war: Steffen litt an Anorexie, Magersucht. Zwar hatte er sich therapeutische Hilfe geholt, aber ein Aufenthalt in einer Klinik war unausweichlich. Steffen, der seit Jahren in einer Rockband spielte, nahm seine Gitarre mit – und lernte Marlene kennen.

»Sie war einfach da für mich«

Nach sechs Wochen in der Klinik für Essstörungen hatte sich Steffens Zustand deutlich gebessert, er kehrte zurück in den manchmal sehr stressigen Job, aber ein Jahr später ging es wieder bergab. Steffen hatte sich vor seinem Klinikaufenthalt dazu entschieden, den Grund dafür nicht zu verschweigen und sich seinem Arbeitgeber zu offenbaren. Seine Offenheit wurde zunächst sehr positiv und verständnisvoll aufgenommen, aber dann folgte Anfang 2014 aus heiterem Himmel die Kündigung – natürlich nicht mit der Begründung, Steffen sei wegen Magersucht in einer Klinik gewesen und damit nicht mehr tragbar.

Die Kündigung brachte Steffens erst gerade wieder mühsam zurückgewonnene Selbstsicherheit erneut ins Wanken. Er fand jedoch bald eine neue Anstellung in einer anderen Werbeagentur, die ihn nach Frankfurt am Main führte. Dort fühlte er sich allerdings weder beruflich noch privat wohl und litt unter großer Einsamkeit und vermehrten Ängsten. Anfang 2015 warf er schließlich hin; es ging ihm schlechter denn je, ein erneuter dreiwöchiger Klinikaufenthalt war unumgänglich. Zurück in der psychosomatischen Klinik auf der Schwäbischen Alb intensivierte sich der bis dahin weiterhin sporadische Kontakt zwischen Steffen und Marlene. Sie begannen, fast täglich miteinander zu chatten – »das hat mich wahnsinnig unterstützt«, sagt Steffen heute. »Ich kann es nur so krass sagen: Sie hat mir damit das Leben gerettet. Sie war einfach da für mich.«

Sie hielten den Kontakt, bis Steffen Marlene schließlich überredete, ein paar Tage zusammen wegzufahren. Ihre erste gemeinsame Reise führte sie in ein Yoga-Retreat. Ein pikantes Detail hatten sie allerdings bei der Buchung übersehen: Das gesamte Wochenende über fand direkt über ihrer Ferienwohnung ein gut besuchter Tantra-Workshop statt; Anlass für manch peinlichen, aber auch erheiternden Moment.

Die Tantra-Wogen schlugen jedoch nur über ihnen zusammen, ohne sie selbst mitzureißen. »Es war klar, dass wir Interesse aneinander hatten, aber keiner hat sich getraut«, sagt Steffen und lächelt schief bei der Erinnerung.

Marlene fand damals die richtigen Worte: »Mann, wir sind ja beide ganz schön blöd«, sagte sie beim Abschied. Ein paar Tage später trafen sie sich erneut. Und seitdem sind sie zusammen.

Mit der Beziehung zu Marlene ging es für Steffen zunächst langsam bergauf, doch dann destabilisierte sich sein Zustand erneut. Marlene überredete ihn, sich noch einmal stationär aufnehmen zu lassen. Obwohl Steffen sich alle Mühe gab, seinen sich rapide verschlechternden Zustand vor ihr zu verbergen, erkannte sie, dass es ihm schlechter und schlechter ging. »Ich kenne die Anzeichen und Tricks. Von selbst wird es nicht besser, das habe ich gesehen.« Steffen, das war ihr klar, brauchte mehr Unterstützung, als sie ihm geben konnte. Von Kindheit an in die Rolle der Helfenden verstrickt, kann sie heute, als erwachsene Frau, sehr gut erkennen, wann es kritisch wird und professionelle Hilfe angezeigt ist. Steffen wiederum kann diese auch annehmen, beileibe keine Selbstverständlichkeit. Magersucht ist bei Männern ein eher selten auftretendes Krankheitsbild; das Verhältnis zwischen männlichen und weiblichen Betroffenen liegt im Durchschnitt bei 1:12. Gut zwei Monate verbrachte Steffen in der Klinik, danach ging es ihm deutlich besser. Mit neu gewonnener Kraft nahm Steffen an Gewicht zu und wurde sowohl psychisch als auch physisch immer stabiler. 2017 ließ er sich an Marlenes Wohnort versetzen; sie fanden eine passende Wohnung und zogen schließlich zusammen.

»Das muss man aushalten«

»Wir sind allermeistens ein hervorragendes Team«, sagt Marlene heute, drei Jahre danach, und legt die Hand auf Steffens Arm. »Krisenerprobt und funktional.« Und ungewöhnlich – denn zwischen ihnen läuft manches anders, als es gemeinhin als erstrebenswert gilt. Das beginnt mit dem unterschiedlichen Tagesrhythmus der beiden: Morgens nach dem Aufwachen geht Steffen meistens gleich joggen, gemeinsam zu frühstücken, das kommt so gut wie nie vor.

Überhaupt sind gemeinsame Mahlzeiten grundsätzlich schwierig und nicht an der Tagesordnung. Die Frage, wann die beiden Zeit miteinander verbringen und in welcher Form, muss immer mal neu ausgehandelt werden und unterliegt keinen festen Gewohnheiten – anders als Steffens Sportprogramm, das er mit einer in Marlenes Augen nahezu rigiden Disziplin verfolgt.

Vermisst sie diese bei anderen Paaren wie selbstverständlich daherkommenden gemeinsamen Alltäglichkeiten, etwaige feste Rituale? Marlene nickt zögerlich, aber dann muss sie lächeln. »Na ja, eins haben wir auf jeden Fall: Wir gucken sonntags immer zusammen den Tatort!« Anstelle der regelmäßigen sind es eher gelegentliche Aktivitäten, die beide gemeinsam unternehmen und die sie auch verbinden: Reisen, Wandern, Skifahren oder kulturelle Veranstaltungen besuchen.

Für Steffen wiederum sind die fehlenden gemeinsamen Gewohnheiten kein Manko. »Ich brauche und will nicht so viel Gemeinsamkeit wie Marlene. Mich stört es nicht, dass man nicht zur gleichen Zeit aufsteht. Ich bin mehr auf mein eigenes Ding aus.«

Für ihn, so sieht Marlene das, ist es so einfacher, den eingefahrenen Mustern zu folgen. Es gibt ihm Sicherheit. Ein zweischneidiges Schwert: »Den anderen leiden zu sehen, zu erkennen, dass der andere nicht aus seinen Mustern kann«, das belastet sie schon sehr. »Aber das muss man aushalten; je nachdem, wie man gerade selbst aufgestellt ist«, sei es mal einfacher, mal schwieriger.

Aushalten müssen beide auch die Angst umeinander: So wie Marlene manchmal fürchtet, dass Steffen irgendwann einmal an einer Herzmuskelentzündung sterben könnte, wenn er trotz Erkältung Sport treibt, so hatte er phasenweise Angst, dass er Marlene an ihre Suizidgedanken verlieren könnte. Beide sind sich allerdings vollkommen im Klaren darüber, dass Angst um den Partner, die Beziehung und die Zukunft dazugehört, wenn man mit einem Menschen mit einer psychischen Erkrankung zusammenlebt. Manchmal macht es Marlene auch wütend, die Krankheit nicht einfach hinter sich lassen zu können: Gelegentlich hat sie das Gefühl, nicht nur mit Steffen, sondern auch mit der Magersucht eine Beziehung zu führen. »In schlimmen Phasen hat sie sich wie meine Nebenbuhlerin angefühlt, gegen die ich nicht gewinnen kann«, sagt sie.

Eine solche Phase entwickelte sich im vergangenen Jahr: Das Zusammenziehen mit Marlene hatte Steffen zunächst Auftrieb gegeben, aber dann kamen zwei harte Jahre auf die beiden zu. Die schweren Erkrankungen von Marlenes Eltern schritten rapide voran; die Pflege kostete Marlene enorm viel Kraft. Sie begleitete ihre Mutter bis zu ihrem Tod im Jahr 2019 und fand kaum noch Zeit für eigene Bedürfnisse. Steffen litt unter extremem Druck auf der Arbeit, dazu kamen die Einschränkungen durch die Corona-Maßnahmen.

»Wie kann ein Mensch mich aushalten?«

Dennoch gelang es beiden, sich auf ihre Stärken zu besinnen. Steffen unterstützte Marlene bei der schwierigen Aufgabe, nach der Mutter nun auch ihren Vater auf seinen letzten Tagen zu begleiten. Einmal die Woche fuhren Marlene und Steffen gemeinsam zum zwei Stunden Fahrt entfernten Pflegeheim des Vaters, der Ende 2020 schließlich seinem Krebsleiden erlag. Bei aller Traurigkeit und allem Stress konnten beide den gemeinsamen Fahrten auch etwas sehr Positives abgewinnen. »Wir hatten dann jedes Mal vier Stunden Zeit, um einfach miteinander zu reden. Das war schon ganz schön«, sagt Steffen und lächelt sanft.

Beide empfinden es ohnehin als große Stärke ihrer Beziehung, dass sie sehr gut und offen miteinander sprechen können, auf einer sehr tiefen Ebene. Die Therapieerfahrung, meint Marlene, helfe dabei natürlich, aber entscheidend sei, so Steffen, dass sie innerlich bereit sind, sich immer wieder und dauerhaft aufeinander einzulassen. »Wir lassen nicht locker«, erklärt er ruhig. »Wir gehen immer wieder aufeinander zu.« Er versucht, sehr offen zu sein und sehr verlässlich, damit »Marlene immer weiß, woran sie ist. Da versuche ich, ein Anker zu sein.«

Genau auf diese Verlässlichkeit musste und konnte Marlene immer wieder, vor allem aber in dem Jahr, als ihre Mutter im Sterben lag, zurückgreifen. Eine Krisensituation jagte die nächste, der Druck erhöhte sich permanent, bis Marlene schließlich fast kollabierte. »Ich dachte damals: Wie kann ein Mensch mich aushalten? Ich war an der Grenze, rastete aus, war nicht mehr ganz alltagsfunktional.«

Doch Steffen fing sie auf, sorgte dafür, dass alles weiterlief – der Haushalt, die finanziellen Angelegenheiten und all die alltäglichen Kleinigkeiten, die zu erledigen sind. »Das war weder schön anzugucken noch mitzuerleben«, erinnert er sich. »Ein Mensch, der völlig geschafft ist, ist nicht der angenehmste Umgang. Aber ich habe es nie als Grund gesehen, an der Beziehung oder gar der Liebe zu Marlene zu zweifeln.«

Mit dem Tod der Mutter und des Vaters ein Jahr danach ist, bei aller Traurigkeit über den Verlust ihrer Eltern, auch ein enormer Druck von Marlene abgefallen. »Ich habe das erste Mal in meinem Leben Zeit, mich um mich selbst zu kümmern«, stellt sie nachdenklich fest, »zu überlegen, was ich möchte, mich um die Beziehung zu kümmern. Ich muss nicht mehr nur reagieren auf Notfälle und Krisensituationen.« Doch die jahrzehntelange Belastung hat bei ihr tiefe Spuren hinterlassen. Immer wieder wird sie von heftigen Albträumen geplagt, dissoziiert gelegentlich und reagiert oftmals sehr impulsiv. »Dann fliegen auch schon mal ein T-Shirt oder die Handschuhe durch die Gegend. Oder ich finde nichts mehr wieder – große Aufgaben machen mir nichts aus, aber ich kann an kleinen Alltagsaufgaben verzweifeln. Da springt Steffen dann ein.«

Marlenes psychische Befindlichkeit ist, so sehen es beide, von einem stetigen Auf und Ab geprägt. »Manchmal ist sie vollkommen überfordert, und dann ist eine Stunde später alles wieder gut. Da komme ich gar nicht hinterher«, sagt Steffen lächelnd. Allerdings: Die impulsive Marlene besitzt ohnehin deutlich mehr Temperament als er, dessen Gefühlszustände eher eine gewisse Konstanz aufweisen. »In schlechten Phasen kann sie mich immer wieder motivieren und mitreißen.«

»Essen ist eben sehr elementar, es ist immer Thema«

Und wie ist es um Marlenes Essstörung bestellt? »Ich würde sagen, ich bin noch leicht essgestört, aber die Bulimie ist vorbei«, sagt sie heute. Steffens Magersucht nimmt deutlich mehr Raum ein und ist im Grunde ein Dauerthema, nicht nur für Steffen selbst, sondern auch für sie beide. »Essen ist eben sehr elementar, es ist immer Thema«, nickt Marlene.

Für Steffen ist die Magersucht selbst kein Teil seiner Persönlichkeit, hat aber Auswirkungen, indem sie »einen mittelgroßen Teil meines Lebenswandels einnimmt«.

Marlene sieht das allerdings ein wenig differenzierter: »Die Essstörung spiegelt schon einen Teil der Persönlichkeit wider – die Bulimie bei mir, die Magersucht bei ihm.«

Beide jedoch finden nicht, dass Essstörungen eine Beziehung grundsätzlich erschweren oder gar unmöglich machen können. »Ich bin der Meinung, dass es immer Konfliktpotenzial in jeder Beziehung gibt«, sagt Steffen. »Unsere beiden Veranlagungen sind sicherlich eine Quelle von Konfliktpotenzial – aber wenn es nicht das wäre, dann wäre es etwas anderes.« Steffen ist dahingehend eher entspannter aufgestellt. Für ihn sind die gegenseitigen »Macken« gut zu ertragen und wären niemals ein Grund, die Beziehung infrage zu stellen.

Marlene machen die psychischen Probleme hingegen durchaus zeitweise zu schaffen: »Ich bin nicht so hartgesotten. Manchmal hat Steffen ja sehr distanzierte Phasen, dann komme ich nicht an ihn heran.« Das schmerzt sie immer wieder aufs Neue. »Einen geliebten Menschen leiden sehen und nicht helfen können, das hatte ich ja reichlich genug in meinem Leben.« Ihre eigenen Erfahrungen mit der Bulimie jedoch helfen ihr. »Hätte jemand ohne das Wissen darum, wie es ist, mit einer Essstörung, mit Depression zu leben, so viel Verständnis und wäre bereit, sich ein gemeinsames Leben mit diesen Erkrankungen aufzubauen?« Die psychischen Problematiken machen die Beziehung, so empfinden es beide, auch spannend. Aber klar ist: Als Paar mit psychischen Erkrankungen zusammenzuleben ist herausfordernd. »Alle anderen Behauptungen«, sagt Marlene, »wären gelogen.«

Beide, Steffen wie Marlene, wissen genau Bescheid über die Psyche des anderen, und beide können jederzeit offen darüber sprechen. »Auch da hilft viel reden«, stellt Steffen fest. »Wann ist es dem anderen doch zu viel? Wann ist die Grenze erreicht? Und wie vermutlich in jeder Beziehung wird das ständig ausgehandelt und ist tagesformabhängig ...« Was sie allerdings nicht mehr aushandeln müssen, ist die Frage nach einer gemeinsamen Zukunft. »Der Plan ist, dass wir nicht zu zweit bleiben«, sagt Steffen und lächelt Marlene an. »Wir wollen auf jeden Fall zusammenbleiben und eine Familie gründen.«

Die mit viel Liebe zum Detail gemeinsam eingerichtete Zweizimmerwohnung wird also nicht ihr letztes Domizil bleiben. »Wir sind ein gutes Team«, nickt Marlene. »Wir funktionieren gut zusammen, wenn wir etwas erreichen wollen.«

»Und wir lieben uns!«, fügt Steffen hinzu. Für die Zukunft sieht es also gut aus mit Marlene und Steffen ... und ihrem zukünftigen Nachwuchs.

»Solch ein Glück!«

Oliver Sechting und Rosa von Praunheim

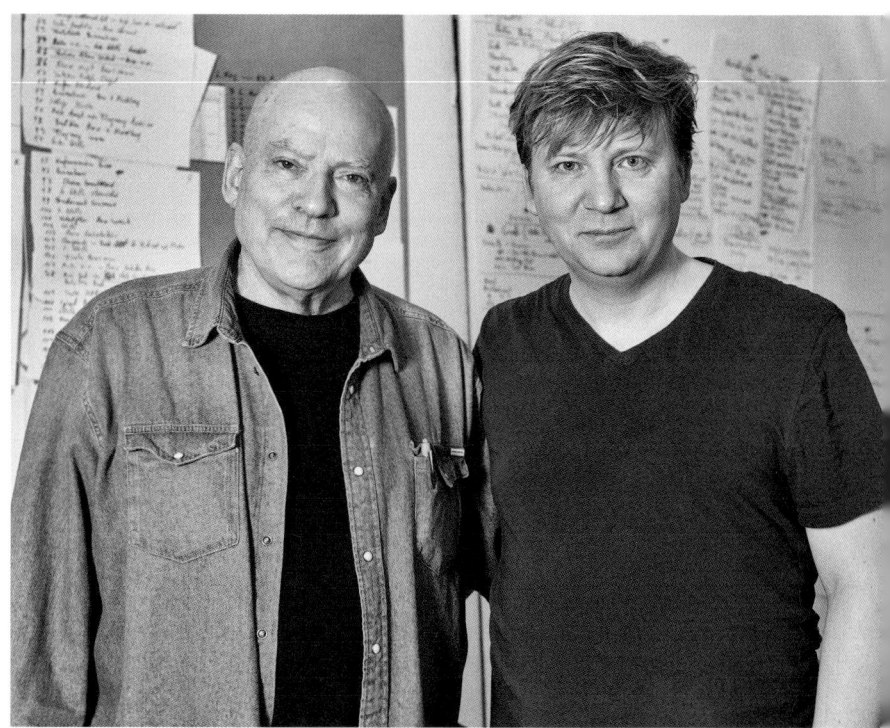

Oliver Sechting *(45), Diplom-Sozialpädagoge, leidet seit seinem elften Lebensjahr unter Zwangsstörungen, vorrangig magischen Zwangsgedanken. Sein Alltag ist von der Angst geprägt, durch eigene Gedanken und Taten sich selbst und anderen zu schaden. Die Zwangsgedanken hat Oliver in seiner Autobiografie »Der Zahlendieb« und dem Dokumentarfilm »Wie ich lernte, die Zahlen zu lieben« thematisiert. Seit 2016 ist er Vorstandsmitglied der Deutschen Gesellschaft Zwangserkrankungen. Sein Lebenspartner* **Rosa von Praunheim** *(78) zählt zu den bedeutendsten zeitgenössischen Filmemachern Deutschlands und ist mit seinen gesellschaftskritischen Spiel- und Dokumentarfilmen, aber auch als AIDS-Aktivist und Vorreiter der Schwulenbewegung weltweit bekannt geworden. Rosa schreibt zudem auch Theaterstücke und Gedichte und hat sich mit seinen Bildern ebenfalls einen Namen gemacht. Zurzeit arbeitet er an seinem ersten Roman. Oliver und Rosa sind seit 13 Jahren ein Paar und leben zusammen in Berlin-Wilmersdorf.*

»Ein junger Mann steht an einer viel befahrenen Straße. Autos brausen vorbei, in unregelmäßigen Abständen. Der junge Mann setzt einen Fuß auf die Straße, zieht ihn wieder zurück, sieht von rechts nach links und wieder zurück. Weitere Autos fahren vorüber. Er kneift die Augen zusammen, sieht hilflos zur anderen Straßenseite. Ganz offensichtlich möchte er die Straße überqueren, aber es gelingt ihm nicht. Aber nicht etwa, weil er sich nicht traut. Sondern weil er nicht kann. Nicht, solange nicht die richtigen Zahlen auf den Nummernschildern der vorbeifahrenden Wagen zu sehen sind.«

So beginnt der eindringliche Dokumentarfilm »Wie ich lernte, die Zahlen zu lieben« (2014), in dem Oliver, der junge Mann am Straßenrand, sein Leben mit Zwangsstörungen schildert. Zusammen mit Max Taubert führte er selbst Regie; produziert wurde der Film von Rosa, der seinerseits als Autor, AIDS-Aktivist und Filmemacher internationale Berühmtheit erlangt hat, spätestens seit seinem bahnbrechenden Werk »Nicht der Homosexuelle ist pervers, sondern die Gesellschaft, in der er lebt« (1971), das als Startschuss der deutschen Schwulen- und Lesbenbewegung gilt. Als Rosa damit erstmalig als Kämpfer für die Entstigmatisierung homosexueller Lebenswelten auf den Tisch schlug, war Oliver noch nicht einmal auf der Welt.

Heute, fast fünfzig Jahre danach, gelten Ausdrücke wie schwul und lesbisch fast als antiquiert, queer ist der neue allumfassende Ausdruck dafür. Rosa gefällt das nicht, er beklagt die sich zusehends verstärkende Akademisierung der queeren Bewegung: »Die Gender Studies sind mir zu ideologisch. Und gegen Ideologien bin ich allergisch!«

»Das ist einfach eine Altersfrage!« Im gemeinsamen Wohnzimmer der riesigen Berliner Altbauwohnung beugt Oliver sich vor und zieht die Brauen zusammen. »Die jungen Leute müssen ihr Leben selbst gestalten, daran müssen wir Älteren uns gewöhnen!« Mit erhobenem Zeigefinger erklärt er seinen Standpunkt, während Rosa ruhig sitzen bleibt und scheinbar gelassen zuhört. Aber kaum hat Oliver aufgehört zu reden, platzt Rosa mit seiner Meinung heraus.

Die beiden Männer sind ein ungewöhnliches Paar. Auf den ersten Blick könnten sie kaum unterschiedlicher wirken – der ältere Mann mit dem scharfen Blick und der kühlen, hochkultivierten Ausstrahlung scheint mit dem blonden, jungenhaften Mittvierziger mit den weichen Gesichtszügen nicht viel gemeinsam zu haben. Aber das täuscht: Beide sind Einzelkinder, beide haben eine Vorliebe für Hasen und Plüsch und lustige Lieder, und beide sehen viel jünger aus, als sie sind. Rosa könnte mit seinen 78 Jahren gut und gern als Mitte 60 durchgehen, und Oliver sieht man seine 45 Jahre bei Weitem nicht an. Und beide fallen sich gern gegenseitig ins Wort, beherrschen sich aber immer wieder. Dass sie sich aufeinander eingelassen haben und einander respektieren, ist für Außenstehende sofort spürbar. Und dass sie gern miteinander diskutieren, ebenfalls.

»Wir hatten sofort eine sehr intensive Beziehung und eine große Nähe«

Seit dreizehn Jahren sind Rosa und Oliver zusammen. Kennengelernt haben sie sich im beruflichen Kontext während Rosas Recherche zu seinem Film »Jungs vom Bahnhof Zoo« über männliche Armutsprostitution. Oliver, der damals als Streetworker mit jugendlichen Strichern arbeitete, verliebte sich sofort. »Ich versuchte, ihm klarzumachen, dass der Altersunterschied zu groß sei, aber er ließ sich davon nicht abhalten«, sagt Rosa und lächelt bei der Erinnerung. »Ich dachte: Ist er gerontophil, findet er welkes Fleisch und alte Leute attraktiv?« Rosa zuckt mit den Schultern. »Das gibt es ja als Fetisch. Aber das hat er immer verneint.«

Olivers Zwänge diktieren ihm ein starkes Bedürfnis, sofort zu wissen, woran er ist. Das war und ist auch in der Beziehung so. »Nach der ersten Nacht hat er gefragt: ›Sind wir jetzt zusammen?‹ Das hat mich gewundert, eigentlich braucht man ja ein bisschen Zeit, um sich kennenzulernen. Aber das hat er sofort eingefordert, ist auch bald eingezogen«, erinnert sich Rosa.

»Sofort!«, wirft Oliver ein.

Rosa lächelt zustimmend. »Das mochte ich, dieses ganz oder gar nicht – wir hatten sofort eine sehr intensive Beziehung und eine große Nähe.«

Fürchtete Oliver, seine Erkrankung könne eine Beziehung verhindern? Er nickt energisch. »Meine vorherigen Beziehungen, meist mit Gleichaltrigen, eher hedonistisch veranlagten Typen, hatten nie lang gedauert.« Vielleicht auch, weil Oliver immer versuchte, seine psychischen Probleme zu verheimlichen. »Ich wusste ja auch gar nicht, was ich eigentlich habe!« Deswegen öffnete er sich Rosa gegenüber recht schnell, auch, weil er Angst hatte, diese Beziehung könne wieder an der Erkrankung zerbrechen: »Schließlich sind auch Hemmungen im Sexualleben damit verbunden. Ich war nie locker in dieser Beziehung. Und ich konnte diese Barriere nur aufbrechen, indem ich mich geöffnet habe.«

Und wieso das ausgerechnet bei Rosa gelang, dieses Sich-Öffnen? Oliver lehnt sich zurück und wirft seinem Partner einen liebevollen Blick zu. »Na ja, ich war ja 32, als wir uns kennengelernt haben, und Rosa war ein lebenserfahrener, starker Mensch. Sein Film ›Meine Mütter‹, in dem er sich mit der Lebensgeschichte seiner Adoptivmutter und seiner leiblichen Mutter, die 1946 in einer psychiatrischen Anstalt verhungert ist, auseinandergesetzt hat, vermittelte mir, dass Rosa ein gewisses Verständnis für psychische Probleme hat. Ich habe nach einem starken Typen gesucht, weil ich mich selbst so schwach fühlte. Und dann dachte ich: Wenn ich mich zeige, ist es entweder vorbei, oder es führt in eine ganz andere Richtung.« Und so kam es dann auch. Oliver hat sich sehr schnell in der Beziehung wohlgefühlt. »Auch wenn man es dem höchst agilen Rosa als öffentlichem Menschen nicht anmerkt: Im Privaten kann er eine große Ruhe und Geborgenheit ausstrahlen.«

Oliver vertraute Rosa sehr schnell seine Probleme an, und Rosa vermittelte ihn an einen Psychiater, den er im Zuge seiner Recherchen für »Meine Mütter« kennengelernt hatte und der 2009 erstmalig die Zwangsstörung diagnostizierte – eine enorme Erleichterung für Oliver, der bis dahin eine wahre Odyssee in diesem Zusammenhang hinter sich hatte. Bis dahin hatten die psychotischen Symptome im Vordergrund gestanden, was sich dahinter verbarg, war nicht erkannt worden.

»Sicherheit ist eigentlich das, worum es die ganze Zeit geht«

Oliver leidet vor allem unter magischen Zwangsgedanken. Angefangen hat es im Alter von elf Jahren, ausgelöst vorrangig durch den Tod seines Vaters an Speiseröhrenkrebs, zunächst mit dem zwanghaften Überprüfen der geschlossenen Türen und immer wiederkehrenden Zählexzessen, bis das magische Denken überhandnahm und Olivers gesamtes Leben zu bestimmen begann. Im selben Alter, in dem er die ersten Zwangshandlungen entwickelte, merkte er, dass er schwul war, hielt aber beides vor Familie und Freunden geheim. Nichts und niemand konnte ihn auffangen, er quälte sich zum Abitur und durch eine Ausbildung zum Industriekaufmann. Seine psychischen Probleme legten ihm viele Steine in den Weg, vor allem aber in beruflicher Hinsicht: Ursprünglich hatte er vor, nach einem Betriebswirtschaftsstudium in die Tourismusbranche zu gehen. Aber aufgrund seiner Zwangsstörung musste er das ersehnte, aber sehr zahlenlastige BWL-Studium abbrechen und stattdessen ein Studium wählen, in dem möglichst keine Zahlen vorkommen. So sattelte er dann schließlich auf Sozialpädagogik um.

2001 verbrachte Oliver nach einem Nervenzusammenbruch, ausgelöst durch eine klassische Paranoia mit Verfolgungswahn, ein »schrecklich einsames und anstrengendes« Jahr in der Psychiatrie. Die damals diagnostizierte paranoide Schizophrenie konnte zwar medikamentös gut behandelt werden, die Ängste und Zwänge blieben jedoch. Nach Abschluss des Studiums begann er, als Sozialpädagoge mit jugendlichen Strichern zu arbeiten, und schlug sich mehr schlecht als recht durch, bis er Rosa kennenlernte und sein Leben in eine andere Bahn lenken konnte.

Zu Beginn der Beziehung allerdings waren Olivers Ausbrüche sehr stark und sehr belastend. »Zu Anfang war ich sehr hilflos bei seinen Ausbrüchen und Weinattacken«, erinnert sich Rosa. »Ich habe oft seine Psychologin angerufen und gefragt, was ich machen soll. Ich wollte seine Krankheit verstehen.« Kein einfaches Unterfangen, vor allem nicht in den ersten Jahren, die von vielen Höhen und Tiefen geprägt waren.

Nach einem kürzeren stationären Aufenthalt in der Psychiatrie begann Oliver eine ambulante Therapie, eine kognitive Verhaltenstherapie und Expositionstherapie. »Therapie kann nicht immer heilen, aber dabei helfen, einen anderen, leichteren Umgang mit der Krankheit zu finden«, erklärt Oliver ruhig. »Und all das hat mir auch geholfen«, sagt er und lehnt sich zurück. »Doch trotz der richtigen Diagnose und der angemessenen Behandlung bin ich nicht wieder gesund geworden, weil ich seit meinem elften Lebensjahr diese Zwänge habe, die sich in meinem Denken etabliert haben.« Die Zwangshandlungen und Zwangsgedanken aber seien nur Symptome, dahinter liege eine grundlegende Verunsicherung. Die Zwänge gäben ihm eine Ersatzordnung, um fehlende Sicherheit zu kompensieren. »Ich brauchte immer schon unheimlich viel Sicherheit. Sicherheit ist eigentlich das, worum es die ganze Zeit geht.«

Dafür kann auch Rosa zahllose Beispiele anführen: »Wenn Oliver eine Mail schreibt, erwartet er, dass der andere sofort antwortet. Nach zwei Stunden ist er völlig verzweifelt und denkt, der andere mag ihn nicht mehr«, beschreibt er. Den Besitzanspruch allerdings, den Olivers ausgeprägtes Bedürfnis nach Sicherheit in sich birgt, hätte Rosa früher nicht ausgehalten, gibt er freimütig zu. Warum es jetzt geht? »Es hat auch mit dem Alter zu tun«, sinniert er. »Dieses Glück, noch mal im Alter einen Freund, eine Beziehung zu finden, das ist ja relativ selten. Man schätzt die Beziehung mehr, als wenn man jung ist, da hat man schnell etwas auszusetzen, macht Schluss und wartet lieber auf etwas Neues. Oder lebt lieber allein. Ich war 65, als wir zusammenkamen. Mir ist das sehr bewusst, was für ein großes Glück ich habe, mit diesem blonden, blauäugigen, charmanten Sonnyboy!« Er lächelt

Oliver ernst an. Denn, gibt er zu bedenken, letztlich gibt Oliver wiederum auch Rosa Sicherheit, gerade jetzt im Alter. »Wenn so ein Vertrauensverhältnis da ist, dass dann jemand, falls man erkrankt, für einen da ist, das ist ein unheimliches Glück!«

»Wir sind beide sehr kindlich, da passen wir wirklich gut zusammen«

Dass die beiden Männer sich sehr vertraut sind, ist deutlich zu spüren. Und dass sie sich sehr gut kennen und verstehen, ebenfalls. Das war aber nicht immer so.

»Zu Anfang war Olli eine Spaßbremse«, erinnert sich Rosa. »Wenn wir früher auf Empfänge gingen, bekam er schnell Ängste, und ich bin dann mit ihm nach Hause gegangen.« Was ihm als geselligem Menschen sehr schwerfiel. Schwieriger aber war die Erkenntnis, dass ausgerechnet sein neuer Lebenspartner mit seinem schrägen und sich oftmals nicht um Konventionen kümmernden Humor nur wenig anfangen konnte. »Olli reagierte damals geradezu aggressiv auf meine lockere Art und meine Späße. Das musste ich erst begreifen, dass das von seiner Krankheit herrührt: Er kann sich nicht einlassen auf diese Art von Humor. Wenn es ihm nicht gut geht, muss ich mich zurückhalten und darf dann eben meine Späße nicht machen. Das hat sich aber geändert.«

Oliver nickt: »Anfangs hat mich sein Humor verletzt, weil ich annahm, dahinter stecke ein Mangel an Empathie, aber dann habe ich gemerkt, dass das nicht stimmt, sondern dass dieser Humor Rosas Art und Weise ist, mich und meine Erkrankung zu händeln. Sein Ventil ist Humor, und diesen Humor habe ich dann teilweise für mich selbst entdeckt.«

Jetzt ist es Rosa, der nickt: »Mittlerweile ist das auch ganz anders geworden. Wir beide singen zum Beispiel gern alberne Lieder zusammen und erfinden kleine Gutenachtgeschichten. Oliver hat da auch gelernt, mit Fantasie zu antworten und meine Späße nicht nur immer als Provokation oder Idiotie anzusehen.«

Oliver muss lachen und sieht zufrieden aus, als er hinzufügt: »Wir sind beide sehr kindlich, da passen wir wirklich gut zusammen.« Humor, findet er, sei eine gute Betrachtungsweise. »Es tut gut, das Ganze mit einer gewissen Gelassenheit und mit Humor zu betrachten. Die Gelassenheit kam allerdings erst mit der Erkenntnis, dass die Erkrankung Teil meines Lebens ist.«

Haben die beiden bestimmte Strategien entwickelt, mit der Erkrankung umzugehen?

»Auf jeden Fall!«, sagt Oliver. »Die wichtigste ist vielleicht, dass Rosa sich zu 99 Prozent nicht in meine Rituale einbinden lässt, und das ist gut so. Denn wenn ich anfange, Rosa in meine Rituale einzubinden, reglementiert das letztlich auch sein Leben und verstärkt dann auch meine Zwänge.« Den Fehler – die Zwänge mitzumachen – begingen viele Angehörige, aus falschverstandener Fürsorge sozusagen. Aber das sei kontraproduktiv, meint Oliver. »Je mehr Raum man dem Zwang gibt – das ist meine Erfahrung! –, desto mehr Raum nimmt er sich.«

»Ich weiß ja nur zu genau, dass meine Ängste irreal sind«

Wenn man Oliver heute zuhört, kann man nur schwer erahnen, welche Kraft es ihn gekostet haben muss, an den Punkt zu kommen, an dem er heute steht. Oliver kann seine Krankheit sehr differenziert reflektieren, ist sozusagen mittlerweile ein Fachmann auf seinem Gebiet. Als Regisseur und Autor, aber auch durch seine Tätigkeit als Vorstandsmitglied in der Deutschen Gesellschaft Zwangserkrankungen steht er vielfach in der Öffentlichkeit und ist zu einem gesuchten Gesprächspartner in Talkshows und Dokumentationen geworden. Er macht sich mit den Büchern und Filmen öffentlich, so wie Rosa sich auch öffentlich gemacht hat und immer noch macht. Ruhig und eloquent legt Oliver seine Überlegungen und Erkenntnisse dar, von Unsicherheit oder Ängsten ist nichts zu spüren.

Und doch leidet er bis heute unter seinen psychischen Problemen: »Ich weiß ja nur zu genau, dass meine Ängste irreal sind. Genau deshalb ist es ja auch so schwer, darüber zu sprechen.« Rosa und er müssen sich immer wieder aufs Neue damit auseinandersetzen.

Zum Beispiel mit dem starken Kontrollzwang, den Olivers Zwänge beinhalten. »Gerade zu Anfang wollte er alles kontrollieren«, erinnert sich Rosa. »Er wollte meine Texte kontrollieren, ständig wissen, wo ich bin … Aber ich lasse mich nicht kontrollieren«, erklärt er. »Das mussten wir ausfechten, und das ist immer noch Thema. Ich habe einen unheimlichen Freiheitsdrang. Oliver hingegen braucht eine harmonische Beziehung, will jeden Konflikt sofort lösen.«

Das klingt nicht gerade nach guten Voraussetzungen für eine dauerhafte Liebesbeziehung, und doch ist es genau so gekommen. »Was das Ganze zusammengehalten hat, war die Liebe«, sagt Rosa geradeheraus. »Und Olivers Harmoniebedürfnis und die Tatsache, dass wir unsere Konflikte wirklich immer sofort lösen, das bewirkt, dass es unheimlich gut mit uns funktioniert und immer besser wird. Je länger wir zusammen sind, desto mehr Zärtlichkeit empfinden wir füreinander. Ich muss sagen, ich hab da eine eigenartige Sache: Wenn es Oliver schlecht geht, wenn er besonders schwach ist, dann empfinde ich besonders viel Liebe für ihn. Das ist kein Mitleid, sondern eine besondere Zuneigung.«

Die deutlich spürbar ist, nicht zuletzt auch an der Art, wie die beiden aufeinander eingehen und sich ergänzen: »Rosa ist auch ein Mensch mit vielen Ängsten, aber bis auf ein paar Überschneidungen liegen unsere Ängste weit auseinander«, sagt Oliver. »Reiseangst habe ich erst in den letzten Jahren entwickelt, Rosa hatte sie schon immer. Insofern passt das ganz gut zusammen.«

Und was passt noch? Dass die beiden Männer gut zusammenarbeiten können, zum Beispiel. Oliver hat bei vielen von Rosas Filmen als Co-Regisseur und Regieassistent mitgearbeitet. Er kennt Rosas Arbeiten und seine Arbeitsweise sehr genau und mischt sich gelegentlich auch ein, wenn er etwas für nicht förderlich hält. Und er versucht seinerseits auch, Rosa zu beschützen – vor Shitstorms, schlechten Kritiken oder auch beruflichen Fehlentscheidungen.

»Es gibt nichts, was er schlecht macht!«

Andersherum hat Rosa Oliver bei seinen kreativen Tätigkeiten nach Kräften unterstützt, zum Beispiel beim Fotografieren. »Er macht ausgezeichnete Fotos, und er hat ein unglaublich gutes Auge!«, gerät Rosa ins Schwärmen. »Er hat drei exzellente Kurzfilme gedreht und einen sehr wichtigen Langfilm. Alles, was er macht, ist immer sehr, sehr gut! Es gibt nichts, was er schlecht macht! Nur leider kann er das selbst nicht so sehen«, bedauert er. »Er sieht eher die Nachteile und beurteilt sich negativ. Er will es zwar nicht einsehen, aber es ist in den letzten Jahren viel, viel besser geworden«, fügt Rosa hinzu. »Ich kann nicht in ihn hineinsehen, aber er kommt morgens singend und tanzend an, neckt und ärgert mich – alles Zeichen, dass es ihm viel besser geht.«

Er sieht seinen Lebenspartner auffordernd an, und Oliver nickt zögerlich. »Ja, aber wenn es mir schlecht geht, vergesse ich, dass es mir auch oft gut geht.«

Seine Erkrankung behindert ihn in vielerlei Hinsicht – er könnte sicher viel mehr machen, traut es sich aber oft nicht zu. Es gibt einerseits dunkle Phasen in seinem Leben und andererseits Phasen, in denen sein kreatives Umfeld ihn sehr befördert – was zum Beispiel dazu geführt hat, dass er neben den Filmen, bei denen er Regie führte, auch zwei Bücher geschrieben hat: eine Autobiografie und das erste deutschsprachige Bilderbuch über Zwangserkrankungen. Leicht sind ihm diese Arbeiten jedoch nicht gefallen, die Freude daran kam erst, als Film und Bücher veröffentlicht waren und positive Resonanz bekamen. »Nach jedem Werk bin ich erst mal in ein Loch gefallen«, sagt Oliver. »Das kennen sicher alle kreativen Menschen. Aber psychisch Erkrankte erleben das extremer.«

Ist es denn andersherum vielleicht auch so, dass seine psychische Erkrankung mit besonders positiven Aspekten wie einer erhöhten Kreativität einhergeht? Oliver sieht das skeptisch. »Ich bin da zwiegespalten, was die Kreativität angeht – ja, man taucht in andere Welten ein. Die Erkrankung ist ein Handicap, kein Gewinn. Unterm Strich bleibt ein hoher Leidensdruck, der sich durch die positiven Aspekte nicht kompensieren lässt. Sie nehmen Kraft, Energie, Lebenswillen. Das schwächt eher, als dass es fördert.«

»Manche psychisch Kranke erfahren durch ihre psychischen Störungen einen Kreativitätsschub, aber das muss ja nicht immer so sein«, ergänzt Rosa. »Als junger Mensch wollte ich immer gern ins Irrenhaus, weil ich das exotisch fand. Ich war sehr vom Expressionismus beeinflusst und fand das expressive Gefühl der Übersteigerung toll. Und als ich später Jean Genet las, wollte ich wiederum gern in den Knast. Ich habe erst später begriffen, dass diese Denkweise idiotisch ist, denn weder Knast noch Psychiatrie sind für die Kreativität förderlich.« Seine eigene Verrücktheit und verrückte Fantasie habe er häufig verwechselt mit einer psychischen Erkrankung. »Dabei sind viele psychisch Kranke oft auch langweilige Menschen, sie haben oft dasselbe Muster, nach dem sie agieren. Da kommen nicht immer besonders kreative Aspekte zum Vorschein, sondern die Muster wiederholen sich oft: Verfolgungswahn, Ängste, Zwänge. Mit Kreativität hat das nicht zwangsläufig zu tun. Aber Oliver ist ein sehr kreativer Mensch!«

»Liebe, Zuneigung, Zärtlichkeit. Das hilft!«

Für Rosa ist es nach all den Jahren immer noch schwer, Olivers Erkrankung zu verstehen. Was im Gehirn seines Freundes abläuft, kann er nicht durchschauen. Zweifel gehören dazu: Benutzt Oliver die Krankheit vielleicht, will er sie gar nicht weghaben, weil sie zu ihm gehört? »Man kann sich gegenseitig nie ganz kennen, nur kennenlernen«, überlegt Rosa.

Und natürlich ringt Oliver mit sich selbst. Wie sehr akzeptiert er sich als psychisch erkrankter Mensch? Wie viel macht die Krankheit von seiner Persönlichkeit aus? »Ganz, ganz viel«, sagt Oliver. »90 Prozent. Sie stört mich selbst, deshalb bezeichne ich sie auch als Störung. Ganz im Gegensatz zu meiner Homosexualität – die stört mich überhaupt nicht, sondern die Art, wie manche Menschen darauf reagieren.« Bei ihm hat die Zwangserkrankung einen chronifizierten Verlauf genommen, die Genesungsperspektive ist schlecht. Die Krankheit anzunehmen, nimmt Leidensdruck. Was aber lässt sich noch positiv verändern? Was kann helfen?

»Liebe, Zuneigung, Zärtlichkeit. Das hilft!«, sagt Rosa mit Nachdruck und fügt hinzu: »Wenn man einen Partner hat, der Liebe gibt, und man diese Liebe annehmen kann, dann ist das das Beste, was einem passieren kann.«

Da stimmt Oliver ihm zu. »In eineinhalb Jahren wird Rosa 80. Bis dahin wollen wir erst mal gemeinsam eine glückliche Zeit haben. Und dann sehen wir weiter!«

Nachwort

Über einen Zeitraum von vier Monaten durfte ich die Protagonisten dieses Buches besuchen und fotografieren. Mein Wunsch dabei war es, in den Fotos zu zeigen, wie diese Menschen als Paare miteinander umgehen und wie sie selbst sich in ihrer Partnerschaft empfinden.

Alle Porträts in diesem Buch sind in den Wohnungen der Paare entstanden, weil Menschen nirgendwo so natürlich und vertraut miteinander umgehen wie in den eigenen vier Wänden. Trotzdem ist es nicht leicht, sich einem fremden Menschen gegenüber zu öffnen, sich in sehr privaten Situationen ablichten zu lassen und darauf zu vertrauen, dass das Ergebnis den eigenen Erwartungen entspricht.

Die Paare in diesem Buch haben mir dieses Vertrauen und eine große Herzlichkeit entgegengebracht und dafür bin ich wirklich sehr dankbar.

Auf meinen Reisen für diese Fotos habe ich sowohl bürgerliche als auch extravagante Menschen und Wohnungen kennengelernt und mehr als einmal habe ich mich nach diesen Begegnungen gefragt, ob ich gerade etwas Besonderes, etwas Außergewöhnliches erlebt hatte? Die Antwort ist eindeutig ja, denn ich glaube, dass allen Paaren eine große Erfahrung mit schwierigen Zeiten und mit dem Umgang mit belastenden Situationen anzumerken ist. Gleichzeitig habe ich gespürt, dass die tiefe gegenseitige Zuneigung, die Achtsamkeit füreinander und der Genuss der »guten« Zeiten ehrlicher und ausgeprägter sind als bei den meisten Paaren, denen ich sonst im Alltag begegne.

Mein Dank gilt allen Beteiligten für ihren Mut und die großartige Mitarbeit sowie für viele Begegnungen, die ich nicht so schnell vergessen werde.

Werner Krüper

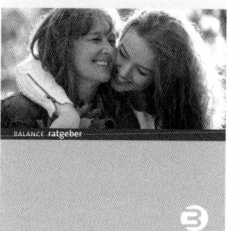

Wahnsinnig nah
Ein Buch für Familien und Freunde
psychisch erkrankter Menschen

BApK e. V. (Hg.)

BApK / Familienselbsthilfe (Hg.)
Wahnsinnig nah
Ein Buch für Familien und Freunde psychisch erkrankter Menschen
BALANCE ratgeber, 160 Seiten
18,00 Euro, ISBN 978-3-86739-190-0
Auch als E-Book erhältlich.

Zwischen Unterstützung und Selbstfürsorge
Wenn ein Partner, eine Freundin, ein Kind oder ein Elternteil psychisch erkrankt, helfen Angehörige und Freunde gerne. Aber wie? Und wie viel Hilfe tut gut – der betroffenen Person und einem selbst? Was ist mit den eigenen Ängsten, Sorgen und vielleicht auch Scham- und Schuldgefühlen?
In diesem Buch bieten Erfahrungen anderer Angehöriger Entlastung. Expertinnen und Experten erklären, was Diagnosen bedeuten – und was nicht –, welche Behandlungsangebote es gibt und wie man im Gespräch bleibt. Denn wer gut informiert ist, kann leichter Grenzen setzen, Vorurteilen gelassener begegnen und sich selbst notwendige Hilfe holen.

BALANCE buch + medien verlag
Internet: www.balance-verlag.de • E-Mail: info@balance-verlag.de

Was können Sie tun, um den anderen zu erreichen? Denkanstöße für eine gelingende Kommunikation

Claudia Dahm-Mory

Von vielen Angehörigen weiß ich, dass sie sich den Kopf zerbrechen, wie sie »besser« mit dem oder der Erkrankten umgehen könnten, was sie in der Vergangenheit »falsch« gemacht haben oder vielleicht sogar, ob sie selbst eine Schuld an der Erkrankung des Familienmitgliedes tragen. Würden Sie das bei einem Beinbruch oder Zahnschmerzen auch tun?

Selbstverständlich sind weder ein Beinbruch noch Zahnschmerzen mit der Komplexität psychischer Erkrankungen zu vergleichen. Dennoch hilft diese Überlegung vielleicht ganz gut, einmal über Ihre Rolle im Umgang mit dem erkrankten Familienmitglied nachzudenken. Meiner Erfahrung nach sind Angehörige irgendwann nicht mehr nur Angehörige, sondern rutschen zusätzlich in die Rolle einer Krankenschwester (»Hast du deine Medikamente heute schon genommen?«), in die Rolle eines Sozialarbeiters (»Wir müssen unbedingt dieses Formular ausfüllen, sonst bekommst du kein Geld!«), in die Rolle einer Psychologin (»Wie geht es dir denn heute, du siehst gar nicht gut aus. Hast du eine Erklärung dafür, warum es gerade wieder schlechter wird?«) und in noch viele andere Rollen.

Damit will ich nicht sagen, dass dieses Verhalten »falsch« ist, aber diese Rollendiffusion kann die Kommunikation mit Ihrem Familienmitglied erschweren, denn es ist vielleicht manchmal verunsichert, ob jetzt gerade die Mutter, der Bruder oder eine Sozialarbeiterin mit ihm spricht.

Sie leisten schon viel, wenn Sie die Erkrankung gemeinsam mit dem oder der Erkrankten durchstehen und ansprechbar bleiben. Eine darüber hinausgehende Aufgabe, etwa die erkrankte Person in ihrem Krankheitsmanagement oder bei der »Navigation im Hilfesystem« zu unterstützen, ist möglich und kann in Absprache erfolgen, aber die Verantwortung für das Krankheitsmanagement bleibt trotzdem bei der erkrankten Person selbst. Folglich verhalten Sie sich »richtig«, wenn Sie sich so verhalten, wie Sie sich z. B. als Partner, Vater oder Schwester früher verhalten haben – unter Einbeziehung der Kompromisse, die Sie gemeinsam ausgehandelt haben.

Sollten Sie jedoch das Gefühl haben, dass Sie Ihr Verhalten infolge der Erkrankung Ihres Familienmitglieds ändern sollten, handeln Sie Veränderungen gemeinsam mit ihm oder ihr aus. Der geeignete Zeitpunkt dafür ist jedoch nicht eine akute Erkrankungsphase, sondern eine Phase, in der es Ihrem Familienmitglied besser geht.

■ ■ Wie funktioniert Kommunikation?

Grundsätzlich gilt in der Kommunikation: »Je besser ich mit mir im Kontakt bin und je klarer ich meine Botschaften sende, umso offener bin ich für mein Gegenüber und kann sicher sein, richtig verstanden zu werden. Kontakt aufnehmen heißt nämlich nicht, den eigenen Standpunkt möglichst überzeugend durchzusetzen, sondern einen Weg zu finden, der beiden Partnern die Möglichkeit gibt, sich ehrlich mitzuteilen.« (SATIR 1989)

Blicken Sie doch kurz auf Ihre letzten Gespräche: Wie gut haben Sie sich gesehen und verstanden gefühlt? Wie gut hat sich wohl Ihr Gegenüber verstanden gefühlt? Wie hilfreich war Ihre Art, miteinander zu sprechen, um Ihre Schwierigkeiten zu bewältigen? Gibt es ein Muster in Ihrer Art, miteinander zu reden, das Ihnen immer wieder begegnet? Was beim Miteinander-Reden hat funktioniert, was war weniger nützlich? Was hat Sie näher zueinander gebracht, was hat Sie voneinander entfernt? Was hat zu einer schrittweisen Lösung beigetragen, was hat diese verhindert?

Kommunikation ist der komplexe Prozess der Informationsübertragung zwischen zwei Menschen. Bei der Informationsübermittlung spielen die gesagten Worte eine Rolle (verbale Anteile), transportiert werden aber ebenso Informationen über Gestik, Mimik, Tonfall, Körperhaltung, Stimmlage, Betonung, usw. (nonverbale Anteile). Dabei übermitteln sich Aspekte wie beispielsweise die Einstellung zueinander oder die innere Haltung. Kommunikation ist nie objektiv, sondern immer von den Personen abhängig, die miteinander im Kontakt sind. Sie ist nicht geradlinig, sondern zirkulär und von vielen Wechselwirkungen beeinflusst. Um die Wechselwirkungen eines kommunikativen Prozesses erkennen zu können, kann der Blick auf folgende drei Ebenen nützlich sein:

Das Selbst → Was denke ich? Wie fühle ich? Wie ist gerade mein Selbstwertgefühl? Wie handle ich, was konkret sage ich? Wie ist mein Kommunikationsstil, z. B. laut, leise, dominierend, vorsichtig, freundlich, distanziert? Wie lauten meine Glaubenssätze? Welche Werte habe ich? All das beeinflusst, wie ich mit anderen Menschen spreche.

Der andere → Welche Absicht hat das Gegenüber im Gespräch? Welche Bedürfnisse gibt es bei dem anderen? Welchen Sinn hat sein Verhalten? Was versucht er zu erreichen? Für gelingende Kommunikation kann es wichtig sein, mal die Perspektive Ihres Gegenübers einzunehmen und ihm oder ihr grundsätzlich gute Absichten zu unterstellen.

Der Kontext → Jede Kommunikation ist auch davon bestimmt, in welcher Rolle wir miteinander sprechen. Als Angehörige, Profis oder Betroffene? Als Mutter, Tochter oder Geschwister? Innerhalb jeder

Familie gibt es Spielregeln und Automatismen. Rahmenbedingungen (z. B. das Alter) und auch der Ort, wo gesprochen wird (z. B. am Küchentisch, im Krankenhaus oder bei einem Spaziergang), haben einen Einfluss.

Ich möchte zunächst den Blick auf das Selbst richten. Denn das ist die Ebene in der Kommunikation, die Sie beeinflussen können.

▬ ▬ Die Beziehungsbrille und die Perspektive

Wir alle bringen aus unseren Erfahrungen im Kontakt mit anderen Menschen individuelle Erwartungen mit, die einen Einfluss darauf haben, wie wir Beziehungen erleben und miteinander umgehen. Diese Prägungen, Schemata oder Glaubenssätze lassen uns nach bestimmten Mustern in Kontakt mit anderen Menschen treten. Ich nenne diese Erfahrungen »die Beziehungsbrille«. Wie eine Sonnenbrille helles Sonnenlicht herausfiltert, so lässt unsere Beziehungsbrille nur bestimmte Wahrnehmungen zu uns durch.

Hier ein paar Beispiele für Glaubenssätze, die Menschen das Miteinander erschweren können: Ich werde nur beachtet, wenn ich mich besonders anstrenge. Ich werde kritisiert, wenn ich sage, was ich denke. Ich muss mich unterordnen, um geliebt zu werden. Männer zeigen keine Gefühle. Wenn ich einen Fehler mache, werde ich bestraft. Wenn ich mal etwas brauche, ist dafür keine Zeit. – Durch diese Beziehungsbrille geraten wir in Automatismen, in sich immer wiederholende Muster in einem Gespräch.

Unsere Brille bestimmt, was wir sehen. Jeder und jede von uns nimmt nur kleine Ausschnitte des Gesamtbildes wahr und genau dieser Ausschnitt wird vom jeweiligen Standpunkt der Person bestimmt.

Keiner kennt das Gesamtbild. Jeder Mensch interpretiert – mithilfe der Beziehungsbrille – das, was er gerade wahrnimmt. Und so hat jeder seine Interpretation der Wirklichkeit, seine ihm ganz eigene Wirklichkeitskonstruktion (s. Abb. 1), die wenig oder oft gar nichts über das Gesamte aussagt.

ABBILDUNG 1 Zwei unterschiedliche Perspektiven auf die Wirklichkeit

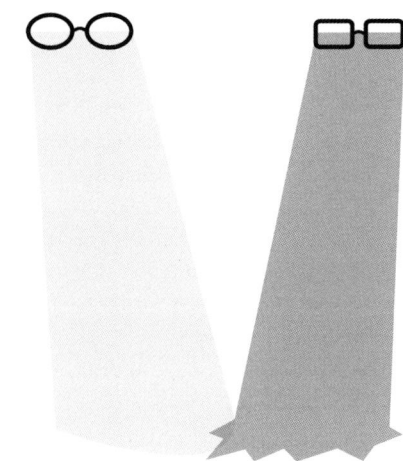

Karen-Susan Fessel
Paare mit Paketen
Psychische Erkrankungen gemeinsam meistern
BALANCE erfahrungen

1. Auflage 2021
ISBN Print: 978-3-86739-234-1
ISBN E-Book (PDF): 978-3-86739-248-8
ISBN E-Book (EPUB): 978-3-86739-249-5

Bibliografische Information der Deutschen Nationalbibliothek
Die Deutsche Nationalbibliothek verzeichnet diese Publikation
in der Deutschen Nationalbibliografie; detaillierte bibliografische
Daten sind im Internet über http://dnb.d-nb.de abrufbar.

Weitere Ratgeber, Selbsthilfebücher und Erfahrungsberichte
unter www.balance-verlag.de

Hinweis
Die in den Zitaten geäußerten Meinungen geben die Ansichten der jeweiligen Person
wieder und sind keine Meinungsäußerungen des Verlags.

© BALANCE buch + medien verlag, Köln 2021
Der BALANCE buch + medien verlag ist ein Imprint
der Psychiatrie Verlag GmbH, Köln.
Alle Rechte vorbehalten.
Kein Teil des Werks darf ohne Zustimmung des Verlags
vervielfältigt, digitalisiert oder verbreitet werden.

Lektorat: Katrin Klünter, Köln
Fotos: Werner Krüper, Steinhagen
Umschlagkonzeption und -gestaltung: GRAFIKSCHMITZ, Köln,
unter Verwendung eines Bildes von Werner Krüper
Typografiekonzeption und Satz: Iga Bielejec, Nierstein
Druck und Bindung: Westermann Druck Zwickau
Zum Schutz von Umwelt und Ressourcen wurde für dieses Buch
FSC®-zertifiziertes Papier verwendet.

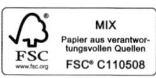